張繼禹　編撰

道藏養生

玉溪道人

華夏出版社

華夏出版社

真藏春主

建元道人

吳藕汀 編撰

第三編　四時養生

【提要】早在先秦，《呂氏春秋》就指出：『天生陰陽寒暑燥濕，四時之化，萬物之變，莫不為利，莫不為害。聖人察陰陽之宜，辨萬物之利以便生，故精神安乎形，而年壽得長焉。』《內經》也指出：『四時陰陽者，萬物之根本也，所以聖人春夏養陽，秋冬養陰，以從其根，故與萬物沉浮於生長之門。』道教養生充分吸取前代養生的經驗，並在『天人合一』思想的指導下，不僅重視人與環境的和諧統一，而且還特別注意與時令節序的順應適從，積累了四季養生的豐富經驗。

道教四時養生的特點有三：一是根據五臟六腑的季節性生理節律，形成春養肝、夏養心、秋養肺、冬養腎、四季養脾的四時臟腑養生法；二是根據四季的氣候變化，提出『春夏養陽、秋冬養陰』的原則；三是提倡根據四季特點，分別服用保養藥方，進行導引等形體鍛煉。

一　四時養生總論

春三月，此謂發陳，天地俱生，萬物以榮，夜卧早起，廣步於庭，被髮緩形，以使志生，生而勿殺，予而勿奪，賞而勿罰，此春氣之應，養生之道也。逆之則傷肝，夏爲寒變，奉長者少。夏三月，此謂蕃秀，天地氣交，萬物華實，夜卧早起，無厭於日，使志無怒，使華英成秀，

使氣得泄，若所愛在外，此夏氣之應，養長之道也。逆之則傷心，秋爲痎瘧，奉收者少，冬至重病。秋三月，此謂容平，天氣以急，地氣以明，早卧早起，與鷄俱興，使志安寧，以緩秋刑，收斂神氣，使秋氣平，無外其志，使肺氣清，此秋氣之應，養收之道也。逆之則傷肺，冬爲飧泄，奉藏者少。冬三月，此謂閉藏，水冰地坼，無擾乎陽，早卧晚起，必待日光，使志若伏若匿，若有私意，若已有得，去寒就温，無泄皮膚，使氣亟奪，此冬氣之應，養藏之道也。逆之則傷腎，春爲痿厥，奉生者少。

天氣，清净光明者也，藏德不止，故不下也。天明則日月不明，邪害空竅，陽氣者閉塞，地氣者冒明，雲霧不精，則上應白露不下。交通不表，萬物命故不施，不施則名木多死。惡氣不發，風雨不節，白露不下，則菀槁不榮。賊風數至，暴雨數起，天地四時不相保，與道相失，則未央絶滅。唯聖人從之，故身無奇病，萬物不失，生氣不竭。逆春氣，則少陽不生，肝氣內變。逆夏氣，則太陽不長，心氣內洞。逆秋氣，則太陰不收，肺氣焦滿。逆冬氣，則少陰不藏，腎氣獨沉。

夫四時陰陽者，萬物之根本也，所以聖人春夏養陽，秋冬養陰，以從其根，故與萬物沉浮於生長之門。逆其根，則伐其本，壞其真矣。故陰陽四時者，萬物之終始也，死生之本也，逆之則灾害生，從之則苛疾不起，是謂得道。道者，聖人行之，愚者佩之。從陰陽則生，逆之則死，從之則治，逆之則亂。反順爲逆，是謂內格。是故聖人不治已病治未病，不治已亂治未亂，此之謂也。夫病已成而後藥之，亂已成而後治之，譬猶渴而穿井，鬭而鑄錐，不亦晚乎！

黄帝曰：夫自古通天者，生之本，本於陰陽。天地之間，六合之内，其氣九州九竅、五臟、十二節，皆通乎天氣。其生五，其氣三，數犯此者，則邪氣傷人，此壽命之本也。蒼天之氣，清净則志意治，順之則陽氣固，雖有賊邪，弗能害也，此因時之序。故聖人傳精神，服天氣，而通神明。失之則内閉九竅，外壅肌肉，衛氣散解，此謂自傷，氣之削也。陽氣者若天與日，失其所則折壽而不彰，故天運當以日光明。是故陽因而上，衛外者也。因於寒，欲如運樞，起居如驚，神氣乃浮。因於暑，汗，煩則喘喝，静則多言，體若燔炭，汗出而散。因於濕，首如裹，濕熱不攘，大筋緛短，小筋弛長，緛短爲拘，弛長爲痿。因於氣，爲腫，四維相代，陽氣乃竭。陽氣者，煩勞則張，精絶辟積，於夏使人煎厥。目盲不可以視，耳閉不可以聽，潰潰乎若壞都，汩汩乎不可止。陽氣者，大怒則形氣絶，而血菀於上，使人薄厥。有傷於筋，縱，其若不容，汗出偏沮，使人偏枯。汗出見濕，乃生痤疿。高粱之變，足生大丁，受如持虚。勞汗當風，寒薄爲皶，郁乃痤。陽氣者，精則養神，柔則養筋。開闔不得，寒氣從之，乃生大僂。陷脉爲瘻，留連肉腠。俞氣化薄，傳爲善畏，及爲驚駭。營氣不從，逆於肉理，乃生癰腫。魄汗未盡，形弱而氣爍，穴俞以閉，發爲風瘧。故風者，百病之始也，清静則肉腠閉拒，雖有大風苛毒，弗之能害，此因時之序也。故病久則傳化，上下不並，良醫弗爲。故陽蓄積病死，而陽氣當隔，隔者當瀉，不亟正治，粗乃敗之。故陽氣者，一日而主外，平旦人氣生，日中而陽氣隆，日西而陽氣已虚，氣門乃閉。是故暮而收拒，無擾筋骨，無見霧露，反此三時，形乃困薄。

岐伯曰：陰者，藏精而起亟也；陽者，衛外而爲固也。陰不勝其陽，則脉流薄疾，並乃狂。陽不勝其陰，則五臟氣争，九竅不通。是以聖人陳陰陽，筋脉和同，骨髓堅固，氣血皆從。如是則内外調和，邪不能害，耳目聰明，氣立如故。風客淫氣，精乃亡，邪傷肝也。因而飽食，筋脉横解，腸澼爲痔。因而大飲，則氣逆。因而强力，腎氣乃傷，高骨乃壞。凡陰陽之要，陽密乃固。兩者不和，若春無秋，若冬無夏，因而和之，是謂聖度。故陽强不能密，陰氣乃絶，陰平陽秘，精神乃治，陰陽離决，精氣乃絶。因於露風，乃生寒熱。是以春傷於風，邪氣留連，乃爲洞泄。夏傷於暑，秋爲痎瘧。秋傷於濕，上逆而咳，發爲痿厥。冬傷於寒，春必温病。四時之氣，更傷五臟。陰之所生，本在五味，陰之五宫，傷在五味。是故味過於酸，肝氣以津，脾氣乃絶。味過於鹹，大骨氣勞，短肌，心氣抑。味過於甘，心氣喘滿，色黑，腎氣不衡。味過於苦，脾氣不濡，胃氣乃厚。味過於辛，筋脉沮弛，精神乃央。是故謹和五味，骨正筋柔，氣血以流，腠理以密，如是則骨氣以精，謹道如法，長有天命。

黄帝問曰：天有八風，經有五風，何謂？岐伯對曰：八風發邪，以爲經風，觸五臟，邪氣發病。所謂得四時之勝者，春勝長夏，長夏勝冬，冬勝夏，夏勝秋，秋勝春，所謂四時之勝也。東風生於春，病在肝，俞在頸項；南風生於夏，病在心，俞在胸脅；西風生於秋，病在肺，俞在肩背；北風生於冬，病在腎，俞在腰股；中央爲土，病在脾，俞在脊。故春氣者病在頭，夏氣者病在臟，秋氣者病在肩背，冬氣者病在四肢。故春善病鼽衄，仲夏善病胸脅，長夏善病洞泄寒中，秋善病風瘧，冬善病痹厥。故冬不按蹻，春不鼽衄，春不病頸項，仲夏不病胸脅，長夏不病洞泄寒中，秋不病風瘧，冬不病痹厥，飧泄，而汗出也。夫精者，身之本也。故藏於精者，春不病溫。夏暑汗不出者，秋成風瘧。此平人脉法也。

故曰：陰中有陰，陽中有陽。平旦至日中，天之陽，陽中之陽也；日中至黃昏，天之陽，陽中之陰也；合夜至鷄鳴，天之陰，陰中之陰也；鷄鳴至平旦，天之陰，陰中之陽也。故人亦應之。夫言人之陰陽，則外爲陽，內爲陰。言人身之陰陽，則背爲陽，腹爲陰。言人身之臟腑中陰陽，則臟者爲陰，腑者爲陽。肝心脾肺腎五臟皆爲陰，膽胃大腸小腸膀胱三焦六腑皆爲陽。所以欲知陰中之陰、陽中之陽者何也？爲冬病在陰，夏病在陽，春病在陰，秋病在陽，皆視其所在，爲施針石也。故背爲陽，陽中之陽，心也；背爲陽，陽中之陰，肺也；腹爲陰，陰中之陰，腎也；腹爲陰，陰中之陽，肝也；腹爲陰，陰中之至陰，脾也。此皆陰陽表裏內外雌雄相輸應也，故以應天之陰陽也。

帝曰：五臟應四時，各有收受乎？岐伯曰：有。東方青色，入通於肝，開竅於目，藏精於肝，其病發驚駭，其味酸，其類草木，其畜鷄，其穀麥，其應四時，上爲歲星，是以春氣在頭也，其音角，其數八，是以知病之在筋也，其臭臊。南方赤色，入通於心，開竅於耳，藏精於心，故病在五臟，其味苦，其類火，其畜羊，其穀黍，其應四時，上爲熒惑星，是以知病之在脉也，其音徵，其數七，其臭焦。中央黃色，入通於脾，開竅於口，藏精於脾，故病在舌本，其味甘，其類土，其畜牛，其穀稷，其應四時，上爲鎮星，是以知病之在肉也，其音宮，其數五，其臭香。西方白色，入通於肺，開竅於鼻，藏精於肺，故病在背，其味辛，其類金，其畜馬，其穀稻，其應四時，上爲太白星，是以知病之在皮毛也，其音商，其數九，其臭腥。北方黑色，入通於腎，開竅於二陰，藏精於腎，故病在溪，其味鹹，其類水，其畜彘，其穀豆，其應四時，上爲辰星，是以知病之在骨也，其音羽，其數六，其臭腐。故善爲脉者，謹察五臟六腑，一逆一從，陰陽、表裏、雌雄之紀，藏之心意，合心於精，非其人勿教，非其真勿授，是謂得道。

（《黃帝內經素問》）

正月腎氣受病，肺臟氣微。宜減鹹酸增辛味，助腎補肺，安養胃氣。勿冒冰凍，勿極溫暖，早起夜臥，以緩形神。勿食生葱，損人津血。勿食生蓼，必爲癥痼，面起游風。勿食蟄藏之物，減折人壽。勿食虎豹狸肉，令人神魂不安。此月四日，宜拔白髮；七日宜靜念思真，齋戒增福；八日宜沐浴，其日忌遠行。

二月腎氣微，肝當正王。宜減酸增辛，助腎補肝，宜靜膈去痰水，小泄皮膚微汗，以散玄冬蘊伏之氣。勿食黃花菜、陳醋、菹，發痼疾。勿食大小蒜，令人氣壅，關膈不通。勿食葵及鷄子，滯人血氣，冱精。勿食兔及狐貉肉，令人神魂不安。此月八日，宜拔白髮；九日忌食一切魚，仙家大畏；十四日不宜遠行。仲春氣正，宜節酒保全真性。

三月腎氣已息，心氣漸臨，木氣正王。宜減甘增辛，補精益氣，慎避西風，散體緩形，便性安泰。勿專殺伐，以順天道。勿食黃花菜、陳醋、菹，發癥痼，起瘟疫。勿食生葵，令人氣脹，化爲水疾。勿食諸脾，脾神當王。勿食鷄子，令人終身昏亂。此月三日，忌食五臟及百草心，食之天地遺殃；六日宜沐浴；十二日宜拔白髮；二十七日忌遠行，宜齋戒，念靜思真。

四月肝臟已病，心臟漸壯。宜增酸減苦，補腎助肝，調胃氣。勿暴露星宿，避西北二方

風。勿食大蒜，傷神魂，損膽氣。勿食生薤，令人多涕唾，發痰水。勿食鷄雉肉，令人生癰疽，逆元氣。勿食鱔魚，害人。此月四日，宜沐浴，拔白髮；七日宜安心静慮，齋戒，必有福慶，其日忌遠行。

五月肝臟氣休，心正王。宜減酸增苦，益肝補腎，固密精氣，卧起俱早。每發泄，勿露體星宿下，慎避北風。勿處濕地，以招邪氣。勿食薤韭，以爲癥痼，傷神損氣。勿食馬肉及獐鹿肉，令人神氣不安。此月五日，宜齋戒，清静，此日忌見一切生血，勿食一切菜；十六日切忌嗜慾，犯之夭壽，傷神，其日忌遠行；二十七日宜沐浴，拔白髮。

六月肝氣微，脾臟獨王。宜減苦增鹹，節約肥濃，補肝助腎，益筋骨，慎東風，犯之令人手足癱瘓。勿用冷水浸手足。勿食葵，必成水癖。勿食茱萸，令人氣壅。此月六日，宜齋戒、沐浴，吉，其日又宜起土興工；二十四日，宜拔白髮，其日忌遠行；二十七日宜沐浴，念静思真，施陰騭事吉。

七月肝心少氣，肺臟獨王。宜安寧情性，增鹹減辛，助氣補筋，以養脾胃。無冒極熱，勿恣涼冷，無發大汗。勿食茱萸，令人氣壅。勿食豬肉，損人神氣。此月勿思惡事，仙家大忌。五日宜沐浴；七日宜絶慮，齋戒；九日謝前愆，求祈新慶；二十八日宜拔白髮；二十九日忌遠行。

八月心臟氣微，肺金用事。宜減苦增辛，助筋補血，以養心肝。無犯邪風，令人骨肉生瘡，以爲癘痢。勿食小蒜，傷人神氣，魂魄不安。勿食豬肚，冬成嗽疾，經年不瘥。勿食鷄雉肉，損人神氣。此月四日，勿市鞋履附足之物，仙家大忌；十八日宜齋戒，思念吉事，天人興福之時；二十一日宜拔白髮，忌遠行，去而不返。又宜沐浴，吉。

九月陽氣已衰，陰氣大盛，暴風數起，切忌賊邪之風。宜減苦增鹹，補肝益腎，助脾資胃。勿冒風霜，無恣醉飽。勿食蒓菜，有蟲不見。勿食薑蒜，損人神氣。勿食經霜生菜及瓜，令人心痛。勿食葵，化爲水病。勿食犬肉，減算夭壽。此月九日，宜齋戒；十六日宜沐浴，拔白髮；二十七日忌遠行，呼爲羅網之日。

十月心、肺氣弱，腎氣强盛。宜減辛苦，以養腎臟。無傷筋骨，勿泄皮膚。勿妄鍼灸，以其血澀，津液不行。勿食生椒，損人血脉。勿食生薤，以增痰水。勿食熊、豬肉、蒓菜，衰人顔色。此月一日，宜沐浴；四日、五日勿責罰，仙家大忌。是月十日忌遠行，十三日宜拔白髮，十五日宜齋戒，静念思真，必獲福慶。二十日，切忌遠行。

十一月腎臟正王，心、肺衰微。宜增苦味絶鹹，補理肺胃。勿灸腹背，勿暴温暖，慎避賊邪之風，犯之令人面腫，腰脊强痛。勿食貉肉，傷人神魂。勿食螺蚌蟹鱉，損人元氣，長尸蟲。勿食經夏醋，發頭風，成水病。勿食生菜，令人心痛。此月三日，宜齋戒静念；十日宜拔白髮，其日忌遠行，不可出，宜念善天與福，去災；十六日宜沐浴，吉。

十二月土當王，水氣不行。宜減甘增苦，補心助肺，調理腎臟。勿冒霜露，勿泄津液及汗。勿食葵，化爲水病。勿食薤，多發痼疾。勿食黿鱉。

（《孫真人攝養論》）

夫理國者以養人爲本，修身者以治病爲先，覆載之間唯人爲貴。是以《洪範》五福其一曰壽，皇天猶以爲景福之最。人因元氣，假以成形，受氣陰陽，皆禀天地。江河淮濟，五嶽九州，草木星辰，觸象比類，皆神明所居，各有所主，存之即有，廢之即無，存之即生，廢之即死。《黄庭》云：口爲天關精神機，足爲地關生命扉，手爲人關把盛衰。天地含靈，皆在人之掌握，身貴若此，命豈輕哉？又《氣訣》云：我命在我，不在於天。昧用者夭，善用者延。又云：精極乃明，神極乃靈，氣極乃清，元極乃冥。因氣而衰，因氣而榮，因氣而滅，因氣而生。未有有氣而無形者，未有有形而無氣者，形氣相須，全在修養。《老子》云：玄牝之門，天地之根。綿綿若存，用之不勤。人之口鼻，皆神明出入之户牖也。神所依者形，形所依者氣，氣所依者血。血氣相隨，如魚在水。水濁魚疲，氣雍則病生。是知氣欲得清，血欲得運，運息流轉，寢食順時，五臟恬和，疾從何起？若一臟乖攝，三焦受邪，元氣不榮，衆疾俱作。仲尼云：寢食不時，嗜慾不節，勞逸過度，病共殺之。且春風東來，草木甲拆，而積廪之粟不萌；秋天雨霜，草木零落，而覆蓋之草木不傷。草木性猶如此，何况人之五臟六腑，豈不由修養耶？世人罔能修行，相次殂謝，以殂謝爲命盡，以痾痼爲筋衰，謂天地之合然，不信長生之可保。天養人以五氣，地養人以五味。飲五氣者歸天，食五味者歸地。所謂百病横生多因飲食，飲食之患過於聲色。聲色可以絶之逾年，飲食不可廢之一日，爲益不少，爲患亦多，如水浮舟亦能覆舟，四時攝生蓋由節減。《保生銘》云：酸味損於筋，辛多傷正氣，甘物不益肉，苦多傷其志，鹹多促人壽，不得偏耽嗜。思慮損人性，喜怒傷於神，性損即害生，神傷則侵命，養性以全氣，保神以安心，若役慮勞神，竭心殉物，體疲於外，精喪於中，衆邪競生，安得延駐？神隨氣，氣依味。味順即元氣清，元氣清則神爽，神爽則無疾。是以體欲常勞，食欲常少。勞勿過極，少勿太虚。凡春分後夏至前，少食糖酪之物，生鱠相妨。夏至後秋分前，少食餅臛之物，與爪相妨，當時不必病生，却後終作諸暴，斯乃從本者也。重衣厚褥，體不堪虚，以致風寒之疾；美麗艷姬，以致虚損之形；品味醉飽，厭飫强餐，以致痂結之疾。養性之道，勿久行、久坐、久聽、久視，不强食，不强飲。憂思愁哀，飢餐渴飲，日夕所營，不住爲妙。故曰：流水不腐，户樞不蠹，以其動而不息也。閑欲導引，即不必鸞飛鳳舉，猴擲虎蹲，但展四肢，動摇九竅，令其血脉流轉，上下宣通。《真氣銘》曰：凡欲去疾，導引爲先。經脉不雍，關節不煩。或如射雕，側身彎環；或曲腰脊，如蟾半圓。交指腦後，左旋右旋；徑展手足，氣出指端。擺掣四肢，捉搦三關。熱摩赤澤，氣海亦然。是以攝養有方，則壽同龜鶴；若恣情放逸，則命比蜉蝣。因幼慕道門，栖心澹薄，究《黄庭》之妙旨，窮五千之玄言。今則採掇方書，搜羅秘訣，四季避忌，一年修行，録之座隅。日可觀覽，號爲《四季攝生圖》云爾。

（《四氣攝生圖》）

二　春季養生

（一）春季養生總則

孟春，是月也，天地俱生，謂之發陽，天地資始，萬物化生。夜卧早起，以緩其形，使志

生，生而勿殺，予而勿奪，君子固密，無泄真氣。其臟肝木，位在東方。其星歲，正月、二月、三月，其卦震，其地青州，其書《詩》，其樂瑟，其帝靈威仰，其神勾芒，青龍爲九天，白虎爲九地，其蟲魚，其畜犬，其穀麥，其果梅，其菜韭，其味酸，其臭腥，其色青，其聲怒，其液泣。立春木相，春分木王，立夏木休，夏至木廢，立秋木囚，秋分木死，立冬木没，冬至木胎。

仲春，是月也，號歆於，日和其志，平其心，勿極寒，勿極熱，安静神氣，以法生成。勿食黄花菜及陳葅，發宿疾，動痼氣。勿食大蒜，令人氣壅，關隔不通。勿食蓼子及鷄子，滞人氣。勿食小蒜，傷人志性。勿食兔肉，令人神魂不安。勿食狐貉肉，傷人神。是月腎臟氣微，肝臟正王，宜凈膈去痰，宜泄皮膚，令得微汗，以散去冬温伏之氣。是月六日、八日，宜沐浴齋戒，天祐其福。十四日忌遠行，水陸亦不可往。九日忌食一切魚鱉。二十日宜修真道。

季春，是月也，萬物發陳，天地俱生，陽熾陰伏。卧起俱早，勿發泄大汗，以養臟氣。勿食韭，發痼疾，損神傷氣。勿食馬肉，令人神魂不安。勿食麞鹿肉等，損氣損志。是月肝臟氣伏，心當向王，宜益肝補腎，以順其時。是月五日，忌見一切生血物，宜齋戒静念真籍，不嘗俗務。十六日忌遠行，水陸俱不可往。二十七日宜沐浴。是月火相水死，勿犯西北風。勿久處濕地，必招邪毒。勿大汗當風，勿露體星宿下，以招不祥之事。

（《攝生月令》）

春時消息 人禀陰陽五行，四時肅殺之氣差若毫髮，瘵癘則生。是以首足象天地，血脉象江河，毛髮象草木，嗔怒象雷電，兩目狀日月，嗜慾禀生植。氣候小差，人多疾疫，既反其

令，瘵癘則生。細而察之，萬不失一。

凡春中，宜發汗、吐利、針灸，宜服續命湯、薯蕷丸甚妙。自冬至後，夜半一陽生，陽氣吐，陰氣納。心膈宿熱，陽氣相衝，若兩虎相逢狹道，必鬭矣。春夏之交，遂使傷寒，虚熱時行之患，良由冬月附火及食熱物，心膈宿痰流入四肢之故也。其患者，不啻十有六七。二月以來，採取東引桃枝并葉各一握，水三升，煎取二升已來。早朝空心服之，亦不必全盡，但吐却心膈痰飲即不爲害。能四時依此吐，殊勝瀉，瀉即令人下焦虚冷，吐即去心腑客熱，除百病。小兒即與茵陳丸、犀角丸瀉之，以小兒未經人事，即不畏瀉，亦須審其冷熱虚實，不得浪爲。若是男子，事須下瀉，除脚氣衝心，膀胱冷，疼痛膿水。三焦不通，即須瀉，常得通暢，不要苦瀉。夏月尤忌瀉，爲泄陰氣故也。丈夫四十已上不宜苦瀉。

春深稍宜和平將息，綿衣稍宜晚脱，不可令背寒。寒即傷肺，令鼻塞咳嗽。似熱即去之，稍冷即加之，甚妙。肺俞五臟之表，胃俞十二經脉之長，最不可失寒熱之節。俗諺云：避風如避箭，避色如避亂，勤解逐時衣，少餐申後飯。其言可寶耳。覺虚熱，食上常服紅雪，時服柴胡湯、三黄丸。如玄參，甚去虚熱，兼治勞明目。自春秋之際，萬病發動之時，固宜將攝矣。

（《混俗頤生録》）

春季攝生消息 春三月，此謂發陳，天地俱生，萬物以榮。夜卧早起，廣步於庭，被髮緩行，以使志生。生而勿殺，與而勿奪，賞而勿罰。此養氣之應，養生之道也。逆之則傷肝。肝

木味酸，木能勝土，土屬脾主甘，當春之時，食味宜減酸益甘，以養脾氣。春陽初升，萬物發萌，正、二月間，乍寒乍熱。高年之人，多有宿疾，春氣所攻，則精神昏倦，宿病發動，又兼去冬以來，擁爐熏衣，啖炙炊爆，成積至春，因而發泄，致體熱頭昏，壅隔涎嗽，四肢倦怠，腰脚無力，皆冬所蓄之疾，常當體候。若稍覺發動，不可便行疏利之藥，恐傷臟腑，别生餘疾。惟用消風和氣、凉膈化痰之劑，或選食治方中，性稍凉利飲食，調停以治，自然通暢。若無疾狀，不可吃藥。春日融和，當眺園林亭閣，虚敞之處，用攄滯懷，以暢生氣。不可兀坐，以生他鬱。飯酒不可過多。人家自造米麵團餅，多傷脾胃，最難消化，老人切不可以飢腹多食，以快一時之口，致生不測。天氣寒暄不一，不可頓去綿衣。老人氣弱，骨疏體怯，風冷易傷腠裏，時備夾衣，遇暖易之，一重漸減一重，不可暴去。

劉處士云：春來之病，多自冬至後夜半一陽生，陽氣吐，陰氣納，心膈宿熱與陽氣相衝，兩虎相逢，狹道必鬪矣。至於春夏之交，遂使傷寒虚熱時行之患，良由冬月焙火食炙，心膈宿痰流入四肢之故也。當服祛痰之藥以導之，使不爲疾。不可令背寒，寒即傷肺，令鼻塞咳嗽。身覺熱甚，少去上衣；稍冷莫强忍，即便加服。肺俞五臟之表，胃俞經絡之長，二處不可失寒熱之節。諺云：避風如避箭，避色如避亂，加減逐時衣，少餐申後飯是也。

（《攝生消息論》）

春三月，此謂發陳，夜卧早起，節情慾以葆生生之氣，少飲酒以防逆上之火。肝旺脾衰，減酸增甘。肝臟魂，性仁，屬木，味酸，形如懸匏，有七葉，少近心，左三葉，右四葉。著於内者爲筋，見於外者爲爪，以目爲户，以膽爲腑，故食辛多則傷肝。治肝用噓字，導引以兩手相重按肩上，徐徐緩緩，身左右各三遍。又可正坐，兩手相叉，翻覆向胸三五遍。此能去肝家積聚，風邪毒氣，不令病作。一春早暮，須念念爲之，不可懈惰使一曝十寒，方有成效。

正月，腎氣受病，肺臟氣微。減鹹酸，增辛辣，助腎補肺，安養胃氣。衣宜下厚而上薄，勿驟脱衣，勿令犯風，防夏餐雪。

二月，腎氣微，肝正旺，戒酸增辛，助腎補肝。衣宜暖，令得微汗，以散去冬伏邪。

三月，腎氣以息，心氣漸臨，木氣正旺。減甘增辛，補精益氣。勿處濕地，勿露體三光下。

膽附肝短葉下，外應瞳神鼻柱間。導引可正坐，合兩脚掌，昂頭，以兩手挽脚腕起摇動，爲之三五度。亦可大坐，以兩手招地舉身，努力腰脊三五度，能去膽家風毒邪氣。

（《修齡要指》）

春三月，六氣十八候皆正發生之令，毋覆巢殺雛，毋破卵，毋伐林木。

《千金方》云：春七十二日，省酸增甘，以養脾氣。

《金匱要略》云：春不可食肝，爲肝旺時，以死氣入肝，傷魂也。

《養生論》曰：春三月，每朝梳頭一二百下。至夜卧時，用熱湯下鹽一撮，洗膝下至足方卧，以泄風毒脚氣，勿令壅塞。

《雲笈七籤》曰：春正、二月，宜夜卧早起。三月，宜早卧早起。

又曰：春三月，卧宜頭向東方，乘生氣也。

春氣温，宜食麥以凉之，不可一於温也。禁吃熱物，并焙衣服。

《參贊書》曰：春傷於風，夏必飧泄。

《千金翼方》曰：春甲乙日，忌夫婦容止。

又曰：春夏之交，陰雨卑濕，或飲湯水過多，令患風濕，自汗體重，轉側不能，小便不利。作他治必不救，惟服五苓散效甚。

春正、二月，勿食小蒜，百草心芽。肝病宜食麻子、豆、李子。禁辛辣。

（《遵生八箋》）

〔三〕春季養生藥方

細辛散 老人春時多昏倦，當服。明目和脾，除風氣，去痰涎。男女通用。

細辛一錢，去土 川芎一錢 甘草炙，五分

作一服，水煎六分，熱呷。可常服。

菊花散 老人春時熱毒風氣上攻，頸項頭痛面腫，及風熱眼澀宜服。

甘菊花 前胡 旋覆花 芍藥 玄參 防風各一兩

共爲末，臨睡酒調二三錢送下。不能酒，以米湯飲下。

惺惺散 春時頭目不利，昏昏如醉，壯熱頭疼，腰痛，有似傷寒，宜服惺惺散。

桔梗一兩 細辛五錢 人參五錢 茯苓一兩 栝蔞仁五錢 白术土炒，一兩

共爲末，煉蜜爲丸，如彈子大。每服一丸，温湯化下。

神效散 老人春時多偏正頭風。

旋覆花一兩，焙 白僵蠶微炒去絲，六錢 石膏五分

用葱擣，同藥末杵爲丸，桐子大，每用葱茶湯下二丸即效。

墜痰飲子 治老人春時胸膈不利，或時煩悶。

半夏山東出者，用白湯洗淋十餘次爲末 生薑一大塊如指二節 棗子七枚

用半夏末二錢，入薑、棗，用水二鐘，煎至七分，臨卧去薑、棗服。

延年散 治老人，春時宜服，進食順氣。

廣陳皮四兩，浸洗去裹白衣 甘草二兩，爲末 鹽二兩半，炒燥

右三味，先用熱湯洗去苦水五六遍，微焙，次將甘草末并鹽蘸上，兩面焙乾，細嚼三二片，以通滯氣。

黄耆散 治老人春時諸般眼疾發動，兼治口鼻生瘡。

黄耆一兩 川芎一兩 防風一兩 甘草五錢 白蒺藜炒去刺尖，一兩 甘菊花五分

共爲末，每服二錢，空心早服，米湯飲下，日午、臨睡三時服之。暴赤風毒，昏澀痛癢，并皆治之。外障久服方退。忌房室、火毒之物。患眼切忌針烙出血，大損眼目。

黍黏湯 治老人春時胸隔不快，痰涌氣噎，咽喉諸痰。

黍黏子三兩，炒香爲末 甘草半兩，炙

共爲細末，每服一錢，食後臨卧服。

王君河車方

紫河車一具，首生并壯盛胞衣是也，挑血筋洗數十遍，仍以酒洗陰乾，煮和各藥 生地八兩，補髓血 牛膝四兩，主腰膝 五味三兩，主五臟 覆盆子四兩，主陰不足 巴戟二兩，欲多世事，加一兩，女人不用 訶黎勒三兩，主胸中氣 鼓子花二兩，膩筋骨 苦耽二兩，治諸毒藥 澤瀉三兩，補男女人虚 甘菊花三兩，去筋風 菖蒲三兩，益精神 乾漆三兩，去肌肉五臟風，炒黄用 柏子仁三兩，添精用仁 白茯苓三兩，安神 黄精二兩，補脾胃 蓯蓉二兩，助下元，女人不用 石斛二兩，壯筋骨 遠志二兩，益心力不忘 杏仁四兩，炒黄去皮尖，去惡血氣 巨勝子四兩，延年駐形 一方有雲英石三兩，縮腸。余曰：不必加此。

右二十二味，共擣爲末，煉蜜如桐子大，酒下或鹽湯下。服三料，顔如處子。昔王仙君傳與蘇林子，立盟歃血，不爾，違太上之科。

青精先生䭀米飯方

白粱米一石，南燭汁浸，九蒸九曝，乾可有三斗已上。每日服一匙飯，過一月後，服半匙，兩月後，服三分之一。盡一劑則風寒不能侵，鬚髮如青絲，顔如冰玉。若人服之，役使六丁天兵侍衛。

升麻子散 肝有病，即目赤，眼中生胬肉暈膜，視物不明，宜服升麻子散。

升麻 黄芩各八分 山梔七分 黄連七分 决明子 車前子各一錢 乾薑七分 龍膽草 茺蔚子各五分

共爲末，空心服二三錢，白湯下。一方加苦瓠五分，去黄連、龍膽草。

黄帝製春季所服奇方 黄帝曰：春三月服何藥？岐伯曰：男子有患，五勞七傷，陰囊消縮，囊下生瘡，腰背疼痛，不得俯仰，筋脉痹冷，或時熱癢，或時浮腫，難以行步，因風泪出，遠視茫然，咳逆上充，身體痿黄，氣脹臍痛，膀胱攣急，小便出血，莖管陰子疼痛，或淋瀝赤黄污衣，或夢寐多驚，口乾舌强，皆犯七傷，此藥主之。

茯苓五錢，食不消加一錢 菖蒲五錢，患耳加一錢 栝蔞四錢，熱渴加五錢 牛膝五錢，腰疼加一錢 山茱萸五錢，身癢加一錢 菟絲子五錢，陰痿加一錢 巴戟天四錢，陰痿加五分 細辛四錢，視茫加五分 續斷五錢，有瘡加一錢 防風五錢，風邪加一錢 山藥五錢，陰濕癢加一錢 天雄三錢，風癢加五分 蛇牀子四錢，氣促加五分 柏子仁五錢，氣力不足加一錢 遠志五錢，驚悸加一錢 石斛五錢，身皮痛加一錢 杜仲五錢，腸痛加一錢 蓯蓉四錢，陰萎加一錢

右一十八味，各依法製度，擣爲細末，煉蜜爲丸，如蠶豆大。每服三丸，加至五七丸，三餐食前服之。服至一月，百病消滅，體氣平復，神妙無比。

（《遵生八箋》）

〔三〕春季養生方法

正月修養法 孟春之月，天地俱生，謂之發陽。天地資始，萬物化生，生而勿殺，與而勿奪。君子固密，毋泄真氣。卦值泰，生氣在子，坐卧當向北方。

孫真人《攝生論》曰：正月腎氣受病，肺臟氣微，宜減鹹酸，增辛辣味，助腎補肺，安養胃氣。勿冒冰凍，勿太温暖。早起夜卧，以緩形神。

《內丹秘要》曰：陽出於地，喻身中三陽上昇，當急駕河車，搬回鼎內。

《活人心書》曰：肝主龍兮位號心，病來自覺好酸辛。眼中赤色時多泪，噓之病去效如神。

靈劍子導引，孟春月一勢：以兩手掩口，取熱氣津潤摩面，上下三五十遍，令極熱。食後爲之，令人華彩光澤不皺。行之三年，色如少艾，兼明目，散諸故疾，從肝臟中肩背行後，須引吸震方生氣以補肝臟，行入下元，凡行導引之法，皆閉氣爲之，勿得開口，以招外邪入於肝臟。

二月修養法　仲春之月，號厭於，日當和其志，平其心，勿極寒，勿太熱，安靜神氣，以法生成。卦大壯，言陽壯過中也。生氣在丑無論如何，臥養宜向東北。

孫真人《攝養論》曰：二月腎氣微，肝正旺，宜戒酸增辛，助腎補肝，宜靜膈去痰水，小泄皮膚，微汗以散玄冬蘊伏之氣。

靈劍子坐功一勢：正坐，兩手相叉，爭力爲之，治肝中風。以叉手掩項後，使面仰視，使項與手爭力，去熱毒肩痛，目視不明，積風不散，元和心氣，焚之令出散，調冲和之氣補肝，下氣海添內珠爾。

又一勢：以兩手相重，按胜拔去，左右極力，去腰腎風毒之氣，及胸膈，兼能明目。

《內丹秘要》曰：仲春之月，陰佐陽氣，聚物而出，喻身中陽火方半，氣候勻停。

《法天生意》云：二月初時，宜灸脚三里、絶骨，對穴各七壯，以泄毒氣，夏來無脚氣衝心之病。

春分宜採雲母石煉之，用礬石，或百草上露水，或五月茅屋滴下檐水，俱可煉，久服延年。

《濟世仁術》云：庚子、辛丑日，採石膽，治風痰最快。

三月修養法　季春之月，萬物發陳，天地俱生，陽熾陰伏，宜臥早起早，以養臟氣。時肝臟氣伏，心當向旺，宜益肝補腎，以順其時。卦值夬，夬者，陽決陰也，决而能和之意。生氣在寅，坐臥宜向東北方。

孫真人曰：腎氣以息，心氣漸臨，木氣正旺，宜減甘增辛，補精益氣。慎避西風。宜懶散形骸，便宜安泰，以順天時。

靈劍子曰：補脾坐功一勢：左右作開弓勢，去胸脅膈結聚風氣，脾臟諸氣。去來用力爲之，凡一十四遍，閉口，使心隨氣到以散之。

（《遵生八箋》）

三　夏季養生

〔一〕夏季養生總則

孟夏，謂之蕃秀，天地始交，萬物並實。夜卧早起，思無怒，勿泄大汗。夏者，火也。位在南方，其臟心，其星熒惑，時四月、五月、六月。其六月屬土，大王於此月，其地楊州，其書

《禮》，其樂竽，其帝赤熛弩，其神祝融，朱雀爲九天，玄武爲九地，其蟲鳳，其畜羊，其穀麻，其果杏，其菜薤，其味苦，其臭焦，其色赤，其聲呼，其液汗。立夏火王，夏至火相，立秋火休，秋分火廢，立冬火囚，冬至火死，立春火没，春分火胎。

仲夏，是月也，萬物以成，天地化生。勿以極熱，勿大汗當風，勿曝露星宿，皆成惡疾。勿食鷄肉，生癰疽、漏瘡。勿食蛇蟮等肉，食則令人折筭壽，神氣不安。慎勿殺生。是月肝臟以病，神氣不行，火氣漸壯，水力衰弱，宜補腎助肺，調理胃氣，以助其時。是月八日，忌遠行涉，水陸並不可往，宜安心靜慮，沐浴齋戒，必得福慶之事。是月切忌西北不時之風，此是邪氣，犯之令人四肢不通，致百關無力。

季夏，是月也，法土重濁，主養四時，萬物生榮。增鹹減甘，以資腎臟。勿食羊血，損人神魂，少志健忘。勿食生葵，必成水癖。是月腎臟氣微，脾臟獨王，宜減肥濃之物，宜助腎氣，益固筋骨，切慎賊邪之氣。六日沐浴齋戒，絶其營俗。二十四日忌遠行，水陸俱不可往。是月不宜起土功，威令不行，宜避温氣。勿以沐浴後當風。勿專用冷水浸手足，慎東來邪風，犯之令人手癱緩，體重氣短，四肢無力。

（《攝生月令》）

夏時消息　立夏三伏内腹中常冷，特忌下利，泄陰氣故也。夏中不宜針灸，唯宜發汗。夏至後，夜半一陰生，唯宜服熱物，兼吃補腎湯藥等。非唯性熱之物，亦常宜温暖飯食。況夏一季心旺腎衰，最宜補息。盛熱時，不宜吃冷淘麻飲，粉粥蜜漿；飽食後吃，必起霍亂。又生菜、茄子，緣腹中常冷，食此凝滯難消之物，多爲癥塊，若患冷氣風疾之人，更須忌之。夏月不問老小，常吃暖物，至秋必不患赤白痢、瘧疾、霍亂。但腹中常暖，諸疾皆不能作，爲陽氣壯盛耳。

時人不能將攝，日高餐飯，空腹吃茶。緣腎納鹹，被鹽引茶入腎，令人下焦虚冷，手足疼痹；飯食後吃三、兩碗不妨，似飢即不再吃。限丈夫有痃癖、五痔、風疳、冷氣、勞瘦、虚損，女人有血氣、頭風，偏不宜茶。所以消食滌昏煩，空心啜之實僭濫。盛熱時宜於隱處寢卧，輒不得於星月下露地偃坐，兼便睡着使人操扇風，特宜忌之。常見人養新生孩子畏熱，睡着後多扇風，兼於風凉之處卧，此愛之甚，然猶善養馬者，以筐盛糞，以蜃盛溺，設蚊蚋即使人撲之，以附之不時，則驚蹷、毁首、辟胸，此意有所至，而愛有所亡，可不慎歟！以此孩子多患臍風、手足攣掣、口撮，俗號猢猻噤，不知其由，又曰鬼魅，可謂謬哉。以此則之，萬不失一。

夏月不宜晚起，令人四肢昏沉，精神懵昧。勿冷水浴，使人虚熱眼暗，筋脉蹶逆，霍亂轉筋。常以飢沐飽浴，以飢即不再浴限，浴了避風。小兒亦如之。衝熱來勿以冷水洗手面及淋背，犯之必患陰黄，但漱口即可矣。勿當操扇、袒露，多令人患刺風、風疹。亦勿飲冷水，成癖氣、結氣及水穀重下等痢。生菜、茄子、瓜，甚不宜人，尤忌向夜食之，唯粗人辛苦之士消殺得瓜，雖理氣尤暗人眼。如驢馬食之，即日眼爛，不可不明矣。

食熱物汗出即拭却，勿扇風殊佳。勿夜食，尤忌吃肉麵、生冷、黏膩之物，爲夏月夜短，有年之人腹中常冷，或不消化，多患腹脹、霍亂之疾。勿當風卧濕，緣常出汗，體虚風拍著

人，多患風痹、手足不遂、言語謇澀、四肢癱瘓、偏風等。雖不盡害，亦有當時中者，有不便中者。逢年之盛，遇月之滿，得時之和，即幸而獲免；若遇年之弱，值月之空，失時之和，無不中者。昔有人代皆不壽，來告彭祖，祖遂周視其人寢卧之處，果有一穴，當其腦户。頭是三百六十諸陽之總會，以賊風吹注，陽氣散盡，日月深久則斃矣。祖使斂其穴，其人果壽矣。所謂懷仁抱義，未見其益，有時而用，此乃諭將攝之謂也；棄仁背信，未見其損，有時而亡，此乃喻不能調護之故。損益之道，其理彰然。

夏月不欲數沐，數沐則心覆，令人健忘，兼甚引風。每晨梳頭一二百下，仍不得梳頭皮，兼於無風處梳之，自然去風明目矣。

（《混俗頤生録》）

夏季攝生消息 夏三月，屬火，主於長養心氣，火旺，味屬苦。火能尅金，金屬肺，肺主辛，當夏飲食之味，宜減苦增辛以養肺。心氣當呵以疏之，噓以順之。三伏内腹中常冷，特忌下利，恐泄陰氣，故不宜針灸，惟宜發汗。夏至後夜半一陰生，宜服熱物，兼服補腎湯藥。夏季心旺腎衰，雖大熱，不宜吃冷淘、冰雪蜜水、涼粉、冷粥，飽腹受寒，必起霍亂。莫食瓜茄生菜，原腹中方受陰氣，食此凝滯之物，多爲癥塊。若患冷氣痰火之人，切宜忌之，老人尤當慎護。平居檐下、過廊、弄堂、破窗，皆不可納涼，此等所在雖涼，賊風中人最暴；惟宜虚堂、净室、水亭木陰，潔净空敞之處，自然清涼。更宜調息净心，常如冰雪在心，炎熱亦於吾心少減，不可以熱爲熱，更生熱矣。每日宜進温補平順丸散，飲食温暖，不令大飽，常常進之，宜

桂湯、豆蔻熟水，其於肥膩當戒。不得於星月下露卧，兼便睡著，使人扇風取涼，一時雖快，風入腠理，其患最深。貪涼兼汗身當風而卧，多風痹，手足不仁，語言蹇澀，四肢癱瘓。雖不人人如此，亦有當時中者，亦有不便中者，其説何也？逢年歲方壯，遇月之滿，得時之和，即幸而免，至後還發；若或年力衰邁，值月之空，失時之和，無不中者。頭爲諸陽之總，尤不可風，卧處宜密防小隙微孔，以傷其腦户。夏三月，每日梳頭一二百下，不得梳著頭皮，當在無風處梳之，自然去風明目矣。

《養生論》曰：夏謂蕃秀，天地氣交，萬物華實。夜卧早起，無厭於日，使志無怒，使華成實，使氣得泄。此夏氣之應，長養之道也。逆之則傷心，秋發痎瘧，奉收者少，冬至病重。又曰：夏氣熱，宜食菽以寒之，不可一於熱也。禁飲食湯，禁食過飽，禁濕地卧并穿濕衣。

（《攝生消息論》）

夏三月，此謂蕃秀，夜卧早起。伏陰在内，宜戒生冷；神氣散越，宜遠房室。勿暴怒，勿當風，防秋爲瘧；勿晝卧，勿引飲，主招百病。心旺肺衰，減苦增辛。心藏神，性禮，屬火，味苦，形如倒懸蓮蕊。著於内者爲脉，見於外者爲色，以舌爲户，以小腸爲腑，故食鹹則傷心。治心用呵字，導引可正坐，兩手作拳用力，左右互相虚築各五六度。又以一手按腓，一手向上拓空，如擎石米之重，左右更手行之。又以兩手交叉，以脚踏手中各五六度，閉氣爲之，去心胸風邪諸疾。行之良久，閉目三嚥津，叩齒三通而止。

四月，肝臟已病，心臟漸壯。增酸減苦，補腎助肝，調養胃氣。爲純陽之月，忌入房。

五月，肝氣休，心正旺。減酸增苦，益肝補腎，固密精氣。早卧早起，名爲毒月，君子齋戒，薄滋味，節嗜慾。霉雨濕蒸，宜烘燥衣。時焚蒼术，常擦涌泉穴，以襪護足。

六月，肝弱脾旺。節約飲食，遠避聲色。陰氣内伏，暑毒外蒸，勿濯冷，勿當風，夜勿納凉，卧勿摇扇，腹護單衾，食必温暖。

脾藏意，性信，屬土，味甘，形如刀鐮。著於内者爲臟，見於外者爲肉，以唇口爲户，以胃爲腑，故食酸多則傷脾。旺於四季末各十八日，呼吸橐籥，調和水火，會合三家，發生萬物，全賴脾土。脾健則身無疾。治脾用呼字，導引可大坐，伸一脚，屈一脚，以兩手向後及掣三五度。又跪坐，以兩手據地，回頭用力作虎視各三五度，能去脾家積聚，風邪毒氣，又能消食。

（《修齡要指》）

夏三月，丁巳、戊申、己巳、丑未辰日，宜煉丹藥。

夏三月，頭卧宜向南，大吉。

《千金方》曰：夏七十二日，省苦增辛，以養肺氣。

夏三月，六氣一十八候皆正長養之令，勿起土、伐大樹。

《内經》曰：夏季不可枕冷石并鐵物取凉，大損人目。

陶隱居曰：冰水止可浸物，使驅日曬暑氣，不可作水服，入腹内，冷熱相搏成疾。若多着飴糖拌食，以解酷暑亦可。

書曰：夏至後，秋分前，忌食肥膩、餅霍、油酥之屬，此等物與酒漿瓜果極爲相妨，夏月多疾以此。

又曰：夏勿露卧，令人皮膚成癬，或作面風。

又曰：夏傷暑熱，秋必痎瘧。忽遇大寒，當急防避，人多率受，時病由此而生。

《參贊書》曰：日色曬熱石上凳上，不可便坐，搐熱生豚瘡，冷生疝氣。人自大日色中熱處曬回，不可用冷水洗面，損目。伏熱在身，勿得飲冷水，及以冷物激身，能殺人。

書云：五六月，深山澗中停水，多有魚鱉精涎在内，飲之成瘕。

《養生論》曰：夏日不宜大醉。清晨吃炒葱頭酒一二杯，令人血氣通暢。

又曰：風毒脚氣因腎虚而得。人生命門屬腎，夏月精化爲水，腎方衰絶，故不宜房色過度，以傷元氣。

《金匱要略》曰：夏三月不可食猪心，恐死氣犯我靈臺耳。宜食苦蕒以益心。

《千金翼方》曰：夏三月丙丁日，忌夫婦容止。

《養生論》曰：夏月宜用五枝湯洗浴，浴訖以香粉敷身，能祛瘴毒，疏風氣，滋血脉，且免汗濕陰處，使皮膚燥癢。

五枝湯方：桑枝、槐枝、桃枝、柳枝各一握，麻葉半斤，煎湯一桶，去渣，温洗，一日一次。

敷身香粉方：用粟米作粉一斤，無粟米以葛粉代之。加青木香、麻黄根、香附子炒、甘松、藿香、零陵香。已上各二兩，擣羅爲末，和粉拌匀，作稀絹袋盛之，浴後撲身。

（《遵生八箋》）

〔二〕夏季養生藥方

豆蔻散　治夏月多冷氣發動，胸膈氣滯，噎塞，脾胃不和，不思飲食服。

草豆蔻四兩，同生薑四兩炒香黄爲度，去薑用　大麥芽十兩，炒黄　神曲四兩，炒黄　甘草四兩，炙　乾薑一兩，炮　右爲末，每服一錢，如點茶吃，不計時服。

蓯蓉丸　平補下元，明目，妙甚。

蓯蓉四兩，酒洗去心内白汁　巴戟二兩　菊花二兩　枸杞二兩

右煉蜜爲丸，桐子大，每服二十丸，鹽湯下。

訶子散　脾胃忽生冷氣，腹脹滿疼悶，泄瀉不止。

訶子皮五個　大腹五個，去外皮　甘草五錢，炙　白术五錢，炒　草豆蔻十四個，麵包炒黄去麵用　人參五錢

右爲末，每服二錢，水一盞，入棗二個，生薑一小片，同煎至六分，温服。

棱术散　夏日因食冷物，氣積膈滯，或心腹疼痛等症，宜常服之。

用京三棱三兩，濕紙裹煨熱透另擣　莪术二兩，同上製　烏藥三兩，去皮　甘草二兩，炙　陳皮二兩，用厚樸亦可

右爲末，每服一錢，鹽湯調下，不拘時服。

四順丸　老人百疾。

神曲四兩，入生薑二兩，去皮，一處杵作餅子，焙乾　甘草一兩，炙黄　草豆蔻一兩五錢，先炮熟，去皮細銼用　大麥芽二兩，炒黄

右爲末，鹽湯服一錢。

橘紅散　夏月消食和氣。

廣陳皮用一斤，湯浸洗五七次，布包壓乾，又用生薑半斤取自然汁，將皮拌勻一宿，焙乾，秤一斤　肉豆蔻一兩　甘草二兩

右將甘草同白鹽三四兩同炒，候鹽紅色、草赤色爲度，共橘皮爲末，用茶點服，一錢一次。

龜臺王母四童散方

辰砂四兩，本方原用伏火丹砂六兩，一時難得，且未當輕用　胡麻四兩，浄，九蒸九曝，炒微黄　天門冬四兩，去心　茯苓六兩　白术四兩　黄精六兩　桃仁四兩，去皮

右七味合爲末，煉蜜爲丸，擣萬餘下，夏月丸服，餘月散服，如桐子大，每二十丸。能服八年，顔如嬰童，肌如凝脂。不可慢傳，以獲天譴。

彭君麋角粉方

每用麋角，注曰：麋，鹿之大者，角丫叉不齊，白如象牙，出水澤中，非山獸也。大者二十斤一副，生海邊。取用一兩，具解爲寸段，去心中黑血色惡物，用米泔浸之，夏三日，冬十日一换。泔浸約一月已上，似欲軟，即取出，入甑中蒸之，覆以桑白皮，候爛如蒸芋，曬乾粉之。入伏火硫黄一兩，以酒調三錢一服。此方彭祖服之得壽成仙。有人於鵠鳴山石洞中得石刻方，與此同也。

（《遵生八箋》）

〔三〕夏季養生方法

四月修養法　孟夏之月，天地始交，萬物并秀，宜夜卧早起，以受清明之氣。勿大怒大泄。夏者火也，位南方，其聲呼，其液汗，故怒與泄爲傷元氣也。卦值乾，乾者健也，陽之性，天之象也，君子以自强不息。生氣在卯，坐卧行功，宜向正東方。

孫真人曰：是月肝臟已病，心臟漸壯，宜增酸減苦，以補腎助肝。調養胃氣，勿受西北二方暴風。勿接陰以壯腎水，當静養以息心火。勿與淫接，以寧其神。以自强不息，天地化生之機。

靈劍子曰：補心臟坐功之法有二：一勢，正坐斜身，用力偏敵如排山勢，極力爲之，能去腰脊風冷，宣通五臟六腑，散脚氣，補心益氣，左右以此一勢行之；二勢，以一手按髀，一手向上極力如托石，閉氣行之，左右同行，去兩脅間風毒，治心臟，通和血脉。

《月令》曰：君子齋戒，處必掩身，毋躁，止聲色，毋進御，薄滋味，毋違和，節嗜慾，定心氣。

《内丹秘要》曰：姤月爲一陰始生之月也，陰氣方生，喻身中陰符起縮之地。靈丹養成入口中，當馴致其道，遂歸丹田，不可荒忙急速。

《保生心鑒》曰：五月屬火，午火大旺，則金氣受傷。古人於是時，獨宿淡味，兢兢業業，保養生臟，正嫌火之旺耳。

五月修養法　仲夏之月，萬物以成，天地化生，勿以極熱，勿大汗，勿曝露星宿，皆成惡疾。忌冒西北之風，邪氣犯人。勿殺生命。是月肝臟已病，神氣不行，火氣漸壯，水力衰弱，宜補腎助肺，調理胃氣，以順其時。卦值姤，姤者遇也，以陰遇陽，以柔遇剛之象也。生氣在辰，宜坐卧向東南方。

孫真人曰：是月肝臟氣休，心正旺，宜減酸增苦，益肝補腎，固密精氣，卧早起早，慎發泄。五日尤宜齋戒静養，以順天時。

《保生心鑒》曰：午火旺則金衰，於時當獨宿，淡滋味，保養生臟。

靈劍子坐功法：常以兩手合掌，向前築去臂腕，如此七次，淘心臟風勞，散關節滯氣。

《養生纂》曰：此時静養毋躁，止聲色，毋違天和，毋幸遇，節嗜慾，定心氣。可居高明，可遠眺望，可入山林，以避炎暑，可坐臺榭空敞之處。

六月修養法　季夏之月，發生重濁，主養四時，萬物生榮，增鹹減甘，以資腎臟。是月腎臟氣微，脾臟獨旺，宜減肥濃之物，益固筋骨。卦值遁，遁者避也。二陰浸長，陽當避也。君子莊矜自守。生氣在巳，坐卧宜向南方。

孫真人曰：是月肝氣微弱，脾旺，宜節約飲食，遠聲色。此時陰氣内伏，暑毒外蒸，縱意當風，任性食冷，故人多暴泄之患。切須飲食温軟，不令太飽，時飲粟米温湯、豆蔻熟水最好。

《内丹秘訣》曰：建未之月，二陰之卦，是陰氣漸長，喻身中陰符離去午位，收斂而下降也。

靈劍子坐功法：端身正坐，舒手指，直上反拘，三舉前屈，前後同行。至六月半後用之，去腰脊脚膝痹風，散膀胱邪氣。

《遵生八箋》

四　秋季養生

（一）秋季養生總則

孟秋，謂之審，天地之氣以急正氣，早起早卧，與鷄俱興，使志安寧，以緩形，收斂神氣。秋者，金也。位在西方，其星太白，時七月、八月、九月，其卦兑，其地蔡州，其書《春秋》，其樂磬，其帝少昊，其神蓐收，白虎爲九天，青龍爲九地，其蟲虎，其畜鷄，其穀黍，其果桃，其菜葱，其味辛，其臭羶，其色白，其聲哭，其液唾。立秋金相，秋分金王，立冬金休，冬至金廢，立春金囚，春分金死，立夏金没，夏至金胎。

仲秋，是月也，大利平肅，安寧志性，收斂神氣，宜增酸減辛，以養肝氣。無令極飽，令人壅。勿食生蜜，多作霍亂。勿食鷄肉，損人神氣。勿食生果子，令人多瘡。是月肝臟少氣，肺臟獨王，宜助肝氣，補筋養脾胃。是月七日宜屏絶外慮，沐浴齋戒，吉。二十九日忌遠行，水陸並不可往。起居以時，勿犯賊邪之風，勿增肥腥物，令人霍亂。其正毒之氣，最不可犯。是月祈謝求福，以除宿愆。

季秋，是月也，草木凋落，衆物伏蟄，氣清，風暴爲朗，無犯朗風，節約生冷，以防厲疾。勿食諸薑，食之成痼疾。勿食小蒜，傷神損壽，魂魄不安。勿食蓼子，損人志氣。勿以猪肝和餳同食，至冬成嗽病，經年不瘥。是月肝臟氣微，肺金用事，宜減辛增酸，以益肝氣，助筋補血，以及其時。勿食鴉雉等肉，損人神氣。勿食鷄肉，令人魂不安，魄驚散。十八日忌遠行，不達其所。二十日宜齋戒，沐浴净念，必得吉事，天佑人福。

《攝生月令》

秋時消息　立秋後稍宜和平將攝，春秋之際故疾發動之時，切須安養，量其自性將理。秋中不宜吐及發汗，令人消爍，臟腑不安，唯宜針灸，下利進湯散以助陽氣。止若患積勞、五痔、消渴等病，不宜吃乾飯、炙爆、自死牛肉、生鱠、鷄、猪、濁酒、陳臭鹹醋、黏滑難消之物及生菜、瓜果、毒魚、鱠鮓、醬之類。若風氣、冷病、痃癖之人，亦不宜上件之物。若自知夏月冷吃物稍多，至秋患赤白痢兼瘧，即宜以童子小便二升并大腹檳榔五顆，和子細切，煎取八合，下生薑汁一合，和臘雪三分或二分，早朝空心分爲兩服，瀉三兩行。夏月所食冷物及膀胱有宿水、冷膿，悉爲此藥行逐，即不爲患耳。此藥是乘氣湯藥，縱年老之人，亦宜服之，且不奪氣力，兼不虚人，況秋利又當其時。此湯理脚氣，兼理諸氣，其方甚克效，故附之於此。丈夫瀉後三兩日，以薤白粥加羊腎，空心補之，殊勝服諸補藥。

每晨睡覺瞑目叩齒三七下，嚥津，以手掌相收，令熱熨眼，唯遍數多爲妙。此法去風明目，無以加之。

《混俗頤生録》

秋季攝生消息　秋三月，主肅殺，肺氣旺，味屬辛。金能尅木，木屬肝，肝主酸。當秋之時，飲食之味，宜減辛增酸以養肝氣。肺盛則用呬以泄之。立秋以後，稍宜和平將攝。但凡春秋之際，故疾發動之時，切須安養，量其自性將養。秋間不宜吐并發汗，令人消爍，以致臟腑不安，惟宜針灸。下痢，進湯散以助陽氣。又若患積勞、五痔、消渴等病，不宜吃乾飯炙爆，并自死牛肉，生鱠鷄猪，濁酒，陳臭鹹醋，黏滑難消之物，及生菜、瓜果、鮓醬之類；若風氣、冷病、痃癖之人，亦不宜食。若夏月好吃冷物過多，至秋患赤白痢疾兼瘧疾者，宜以童子小便二升，并大腹檳榔五個細剉，同便煎取八合，下生薑汁一合，和收起臘雪水一鐘，早朝空心，分爲二服，瀉出三兩行夏月所食冷物，或膀胱有宿水冷膿，悉爲此藥祛逐，不能爲患。此湯名承氣，雖老人亦可服之，不損元氣，况秋痢又當其時，此藥又理脚氣，諸氣悉可取效。丈夫瀉後兩三日，以薤白煮粥，加羊腎同煮，空心服之，殊勝補藥。又當清晨睡覺，閉目叩齒二十一下，嚥津，以兩手搓熱熨眼數多，於秋三月行此，極能明目。又曰：秋季謂之容平，天氣以急，地氣以明，早卧早起，與鷄俱興，使志安寧，以緩秋形，收斂神氣，使秋氣平，無外其志，使肺氣清。此秋氣之應，養收之道也。逆之則傷肺，冬爲飧泄，奉藏者少。秋氣燥，宜食麻以潤其燥，禁寒飲，并穿寒濕内衣。《千金方》曰：三秋服黄耆等丸一二劑，則百病不生。

（《攝生消息論》）

秋三月，此謂容平，早卧早起，收斂神氣，禁吐禁汗。肺旺肝衰，減辛增酸。肺藏魄，性義，屬金，味辛，形如懸磬，名爲華蓋，六葉兩耳，總計八葉。著於内者爲膚，見於外者爲皮毛，以鼻爲户，以大腸爲腑，故食苦多則傷肺。治肺用呬字，導引可正坐，以兩手據地，縮身曲脊，向上三舉，去肺家風邪積勞。又當反拳捶背上，左右各捶三度，去胸臆間風毒。閉氣爲之，良久閉目嚥液，叩齒而起。

七月，肝心少氣，肺臟獨旺。增鹹減辛，助氣補筋，以養脾胃。安静性情，毋冒極熱，須要爽氣，足與腦宜微凉。

八月，心臟氣微，肺金用事。減苦增辛，助筋補血，以養心肝脾胃。勿食薑，勿沾秋露。

九月，陽氣已衰，陰氣太盛。減苦增甘，補肝益腎助脾胃。勿冒暴風，恣醉飽。

（《修齡要指》）

《金匱要略》曰：三秋不可食肺。

《四時纂要》曰：立秋後，宜服張仲景八味地黄丸，治男女虚弱百疾，醫所不療者。久服身輕不老。

熟地黄八兩　薯蕷四兩　茯苓二兩　牡丹皮二兩　澤瀉二兩　附子童便製，炮，一兩　肉桂一兩　山茱萸四兩，湯泡五遍

右爲細末，蜜丸如桐子大。每日空心酒下二十丸，或鹽湯下。稍覺過熱，用凉劑一二帖以温之。

《雲笈七籤》曰：秋宜凍足凍腦。卧以頭向西，有所利益。

《養生論》曰：秋初夏末，熱氣酷甚，不可脱衣裸體，貪取風凉。五臟俞穴皆會於背，或

令人扇風，夜露手足，此中風之源也。若覺有疾，便宜服八味地黃丸，大能補理臟腑，御邪。仍忌三白，恐衝藥性。

秋三月，卧時頭要向西，作事利益。

《本草》曰：入秋小腹多冷者，用古時磚煮汁熱服之，又用熱磚熨肚三五度，瘥。

書曰：秋氣燥，宜食麻以潤其燥。禁寒飲食，禁早服寒衣。

秋三月，六氣十八候皆正收斂之令，人當收斂身心，勿爲發揚馳逞。

書曰：秋傷於濕，上逆而咳，發爲痿厥。

又曰：立秋日勿宜沐浴，令人皮膚粗燥，因生白屑。

又曰：八月望後，少寒即用微火暖足，勿令下冷。

《養生書》曰：秋穀初成，不宜與老人食之，多發宿疾。

（《遵生八箋》）

〔二〕秋季養生藥方

排風散 用治皮膚瘡癬疥癩，氣滿咳嗽，涕唾稠嚴。

人參三錢 丹參五分 防風三錢 天雄三錢，炮 秦艽三錢 山茱萸三錢 沙參二錢 虎骨酥炙，五錢 山藥五錢 天麻六錢 羌活三錢

右爲末，食前米飲調服三錢。爲丸亦可。

黃帝製護命茯苓丸 黃帝曰：秋三月治病如何？岐伯曰：當服補腎茯苓丸。主治腎虛冷，五臟內傷，頭重足浮，皮膚燥癢，腰脊疼痛，心胃咳逆，口乾舌燥，痰涎流溢，惡夢遺精，尿血滴瀝，小腹偏急，陰囊濕癢，喘逆上壅，轉側不得，心常驚悸，目視茫茫，飲食無味，日漸羸瘦，醫不能治，此方奇效。

茯苓一兩 防風六錢 白术一兩 細辛三錢 山藥一兩 澤瀉四錢 附子炮，便製，五錢 紫菀五錢 獨活五錢 芍藥一兩 丹參五錢 桂五錢 乾薑二錢 牛膝五錢 山茱萸肉，五錢 黃耆一兩 苦參三錢

右爲末，蜜丸，如桐子大。先服每七丸，日再服。

七寶丹 治久患瀉痢療不瘥者，服之即效。老人反脾泄滑，正宜服此。

附子童便和黃泥炮，五錢 當歸一兩 乾薑五錢 吴茱萸 厚朴薑汁炒 花椒各三錢 舶上硫黃八錢。此物最少，出夷，海船上作灰涂縫者佳，人不多見，俱以市硫有油者用之。舶硫色如蜜黃，中有金紅處如七月石榴皮色，打開儼若水晶有光，全非松脆，性如石硬者真

右七味爲末，米醋和成兩團，以白麵和作外衣，裹藥在內，如燒餅包糖一般，文武火煅麵，熟，去麵，擣爲末，蜜丸桐子大。諸痢瀉，米湯下二十丸，空心，日午服。宿食、氣痛不消，以薑鹽湯下。

攝脾丸 秋來臟腑虛冷，泄瀉不定。

木香 訶子炮去核 厚朴生薑汁炒 五倍子微炒 白术土炒，各等分

右爲末，炊粟米飯爲丸，桐子大，每服十丸，米飲送下。

威靈仙丸 治老壯肺氣壅滯，涎嗽間作，胃脘痰塞，痞悶不快。

龍腦薄荷一兩 皂角一斤，不蛀，肥者，用河水浸洗，去黑皮，用砂器中揉擦作稠水，去渣筋，熬成膏，多少俱用 威靈仙洗去土，焙用，四兩

三味共搜爲丸，桐子大。每三十丸，臨卧生薑湯下。

保救丹 秋後發嗽，遠年冷嗽，遇秋又發，并勞嗽痰壅。

蛤蚧一個，男取雄腰上一截，女用雌腰下一截 地黄熟爛如飴，一錢 皂角不蛀的，酥炙，去黑皮，用二定 杏仁二錢，童便浸一周時，去皮尖，入蜜炒黄 半夏三錢，水煮，内不見白 五味子二錢 丁香三錢

爲末，蜜丸桐子大。食前，一服五丸，薑湯下。

二仁膏 治老人膈滯，肺疾痰嗽。又名生薑湯。

杏仁四兩，去皮尖 桃仁五錢，去皮 生薑六兩，去皮切之 甘草一錢 鹽五錢。舊本三兩，如何可用三兩

右以二仁同薑，濕紙裹包研細，入甘草與鹽，瓶内收貯，用湯點服。

風後四扇散

五靈脂三兩，延年益命 仙靈脾三兩，强筋骨 松脂二兩，去風痹 澤瀉二兩，强腎 白术二兩，益氣力 乾薑二兩，益氣 生地黄五兩，補髓血 石菖蒲三兩，益心神 桂二兩，補不足 雲母粉三兩，長肌肥白

右藥十物，如法擣洗一萬杵，煉蜜爲丸，桐子大，日三四十丸。

夏姬杏金丹

杏子六斗，煮水滚三四沸，放下杏子，以手或棍捶摩，令皮去，大煮半晌，漉起放盆中，去核，清汁得若乾。取鐵鍋放糠火上，以羊脂油四斤擦入釜中，擦之不已，盡此四斤脂爲止。下杏釜中熬之，糠火細細不斷，三四日藥成，如金光五彩色，每服一二匙。服之變老成少，顔色美好。夏姬服之上昇。

《遵生八箋》

〔三〕秋季養生方法

七月修養法 秋七月，審天地之氣，以急正氣，早起早卧，與鷄俱起，緩逸其形，收斂神氣，使志安寧。卦否，否者，塞也，天地塞，陰陽不交之時也。故君子勿妄動。生氣在午，坐卧宜向正南。

孫真人《養生》曰：肝心少氣，肺臟獨旺，宜安静性情，增鹹減辛，助氣補筋，以養脾胃。毋冒極熱，勿恣凉冷，毋發大汗，保全元氣。

靈劍子導引法勢：以兩手抱頭項，婉轉回旋俯仰，去脅肋胸背間風氣。肺臟諸疾，宜通項脉左右同正月法。又法：以兩手相叉，頭上過去，左右伸曳之十遍，去關節中風氣，治肺臟諸疾。

八月修養法 仲秋之月，大利平肅，安寧志性，收斂神氣。增酸養肝，毋令極飽，令人壅塞。是月宜祈謝求福。卦觀，觀者，觀也，風在地上，萬物興昌之時也。生氣在未，坐卧宜向西南方，吉。

孫真人《攝養論》曰：是月心臟氣微，肺金用事，宜減苦增辛，助筋補血，以養心肝脾胃。勿犯邪風，令人生瘡，以作疫痢。十八日，乃天人興福之時，宜齋戒存想吉事。

靈劍子坐功法勢：以兩手拳脚脛下十餘遍，閉氣用力爲之。此能開胸膊膈氣，去脅中

氣，治肺臟諸疾。行完，叩齒三十六通以應之。

《雲笈七籤》曰：是月十五日，金精正旺，宜採銅鐵，鑄鼎劍。

《內丹秘要》曰：觀者，四陰之卦也。斗杓是月戌時指酉，以月建酉也。時焉陰佐陽功，以成萬物，故物皆縮小，因時而成矣。喻身中陰符過半，降而入於丹田，吾人當固養保元，以築丹基。

九月修養法　季秋之月，草木零落，衆物伏蟄，氣清，風暴爲朗，無犯朗風，節約生冷，以防癘病。二十八日，陽氣未伏，陰氣既衰，宜進補養之藥以生氣。卦剥，剥，落也，陰道將旺，陽道衰弱，當固精斂神。生氣在申，坐卧宜向西南。

孫真人曰：是月陽氣已衰，陰氣太盛，暴風時起，切忌賊邪之風以傷孔隙。勿冒風邪，無恣醉飽。宜減苦增甘，補肝益腎，助脾胃，養元和。

靈劍子坐功法勢：九月十二日已後用，補脾。以兩手相叉於頭上，與手争力，左右同法行之。治脾臟四肢，去脅下積滯風氣，使人能食。

《遵生八箋》

五　冬季養生

（一）冬季養生總則

孟冬，謂之閉藏，水凍地坼，早卧晚起，必候天曉，使至温暢，無泄大汗，勿犯冰凍，温養神氣，無令邪氣外至。冬者，水也。位在北方，其星辰，其時十月、十一月、十二月，其卦坎，其地分冀州，其書《周易》，其樂簫，其帝葉光紀，其神玄冥，玄武爲九天，朱雀爲九地，其蟲龜，其畜豚，其穀大豆，其果栗，其菜藿，其味鹹，其臭腐，其色黑，其聲沉，其液唾。立冬水相，冬至水王，立春水休，春分水廢，立夏水囚，夏至水死，立秋水没，秋分水胎。

仲冬，是月也，寒氣方盛，勿傷冰凍，勿以炎火炙腹背，無食焙肉，宜減鹹增苦，以助其神氣。無發蟄藏，順天之道。勿食猬肉，傷人神魂。勿食螺、蚌、蟹、鱉等物，損人志氣，長尸蟲。勿食經夏黍米中脯臘，食之成水癖疾。是月腎臟正王，心肺衰，宜助肺安神，補理脾胃，無乖其時。是月三日，宜齋戒净念，以全神志。二十日不宜遠行，勿暴温暖，切慎東南賊邪之風，犯之令人多汗面腫，腰脊强痛，四肢不通。

季冬，是月也，天地閉塞，陽潛陰施，萬物伏藏，去凍就温。勿泄皮膚大汗，以助胃氣。勿甚温暖。勿犯大雪。勿食猪豚肉，傷人神氣。勿食霜死之果菜，夭人顔色。勿食生薤，增痰飲疾。勿食熊羆肉，傷人神魂。勿食生椒，傷人血脉。七日忌遠行，水陸並不吉。一日宜沐浴。是月時臟氣微，腎臟方王，可減鹹增苦，以養其神。宜小宣，不欲全補。是月衆陽俱息，水氣獨行。慎邪風，勿傷筋骨，勿妄針刺，以其血澀，津液不行。

《攝生月令》

冬時消息　冬則伏陽生，内有疾宜吐。心膈多熱，特忌發汗，畏泄陽氣故也。宜服浸酒補藥，以迎陽氣。寢卧之時消息稍宜虚歇，大約如此。若此宿疾，須自酌量，不得準此。綿衣稍宜晚著，仍漸漸加厚，不得頓温，此乃將息之妙矣。又不得令火氣擁聚，但免寒即可以。若遇大寒不得頻於火上烘炙，尤甚損人。手足皆應心，多炙手，遂引火氣，使人心多燥熱。所吃熱物及附火熱氣，皆積在心頭，心屬火故也。

夫冷藥不治熱極，熱藥不治冷極，水流濕火就燥故也。凡服藥先看諸臟其有不足處，置其所損則補之，皆有效驗。人之服藥多不相當，爲受性皆不同耳。亦不用火炙衣服令暖，著之亦甚損人。春夏之交，陰氣既入，不能調護陽氣，流入四肢，遂致時行熱疾之作也。甚者狂走妄語。若便服冷藥十有二三縱活者，亦不免攣躄、喪明、髮落、瘖疥等。凡陰陽二毒，傷寒是天行之别號，只有療法即無可法。七日内可療，七日外不可療，其驗若此，藥之用豈宜差誤。覺是此疾，不等便服冷藥，若是陽毒萬一得瘥；若正陰毒服以冷藥，手下狼狽，深宜詳審，不可參差。每日一浴，冀通血脉，腠理通和。每擬浴時盡飽食，夜間即浴，浴後即吃一兩盞酒便卧，不得衝風，且一宵安眠，房事切忌，他時所利。每食後服好紅雪或服三黄丸更妙。

飲食之間，四十已上稍宜温，四十已下稍宜寒。若先有宿疾，冷衾之中自審息，不得準此。凡冬月所蓋熱被、氈褥等，稍熱即減之；凝寒即加之。諺云：服藥不如勤脱著。誠哉斯言。但是諸疾切忌食熱肉、酒、麵、炙爆之物，多食令人血脉不行。餺飥、餛飩，平常之時亦不宜熱吃。冬月若食熱物，至春夏交，必爲瘵癘矣。

（《混俗頤生録》）

冬季攝生消息　冬三月，天地閉藏，水冰地坼，無擾乎陽，早卧晚起，以待日光，去寒就温，毋泄皮膚。逆之腎傷，春爲痿厥，奉生者少。斯時伏陽在内，有疾宜吐；心膈多熱，所忌發汗，恐泄陽氣故也。宜服酒浸補藥，或山藥酒一二杯，以迎陽氣，寢卧之時，稍宜虚歇，宜寒極方加綿衣，以漸加厚，不得一頓便多，惟無寒即已。不得頻用大火烘炙，尤甚損人；手足應心，不可以火炙手，引火入心，使人煩躁；不可就火烘炙食物。冷藥不治熱極，熱藥不治冷極，水就濕，火就燥耳。飲食之味，宜減鹹增苦，以養心氣。冬月腎水味鹹，恐水克火，心受病耳，故宜養心。宜居處密室，温暖衣衾，調其飲食，適其寒温，不可冒觸寒風，老人尤甚，恐寒邪感冒，多爲嗽逆、麻痹、昏眩等疾。冬月陽氣在内，陰氣在外，老人多有上熱下冷之患，不宜沐浴。陽氣内蘊之時，若加湯火所逼，必出大汗，高年骨肉疏薄，易於感動，多生外疾。不可早出，以犯霜雪。早起，服醇酒一杯以御寒，晚服消痰凉膈之藥，以平和心氣，不令熱氣上涌。切忌房事，不可多食炙煿、肉麵、餛飩之類。

（《攝生消息論》）

冬三月，此謂閉藏，早卧晚起，暖足凉腦，曝背避寒，勿令汗出，目勿近火，足宜常濯。腎旺心衰，減鹹增苦。腎藏志，性智，屬水，味鹹。左爲腎，右爲命門，生對臍，附腰脊。著於内者爲骨，見於外者爲齒，以耳爲户，以膀胱爲腑，故食甘多則傷腎。治腎用吹字，導引可正

坐，以兩手聳托，左右引脅三五度，又將手反著膝挽肘，左右同捩身三五度，以足前後踏，左右各數十度，能去腰腎風邪積聚。

十月，心肺氣弱，腎氣强盛。減辛苦以養腎氣。爲純陰之月，一歲發育之功，實胚胎於此，大忌入房。

十一月，腎臟正旺，心肺衰微。增苦減鹹，補理肺胃。一陽方生，遠帷幕，省言語。

十二月，土旺，水氣不行。減甘增苦，補心助肺，調理腎氣。勿冒霜雪，禁疲勞，防汗出。

（《修齡要指》）

《雲笈七籤》云：冬月夜卧，叩齒三十六通，呼腎神名以安腎臟。晨起亦然。書云：冬時，忽大熱作，不可忍受，致生時患。故曰：冬傷於汗，春必温病。神名玄真。

又云：大雪中跣足做事，不可便以熱湯浸洗。觸寒而回，寒若未解，不可便吃熱湯熱食，須少頃方可。

《金匱要略》曰：冬夜伸足卧，則一身俱暖。

《七籤》曰：冬夜卧，被蓋太暖，睡覺即張目吐氣以出其積毒，則永無疾。

又曰：冬卧頭向北，有所利益。宜温足凍腦。

冬夜漏長，不可多食硬物，并濕軟果餅。食訖，須行百步摩腹法，摇動令消，方睡。不爾，後成脚氣。

《本草》云：惟十二月可食芋頭，他月食之發病。

《千金方》曰：冬三月，宜服藥酒一二杯，立春則止。終身常爾，百病不生。

《纂要》曰：鐘乳酒方，服之補骨髓，益氣力，逐寒濕。其方用地黄八兩，巨勝子一升，熬，擣爛。牛膝四兩，五加皮四兩，地骨皮四兩，桂心二兩，防風二兩，仙靈脾三兩，鐘乳粉五兩，甘草湯浸三日，更以牛乳一碗，將乳石入瓷瓶浸過，於飯上蒸之，乳盡傾出，暖水淘净，碎研。右諸藥爲中末，入絹囊盛，浸好醇酒三斗壇内，五日後，可取服之。十月初一日服起，至立春日。

冬氣寒，宜食黍，以熱性治其寒。焚炙飲食，并火焙衣服。

冬三月，六氣十八候皆正養藏之令，人當閉精塞神以厚斂藏。

《瑣碎録》曰：冬月勿以梨攪熱酒飲，令人頭旋不可枝梧。

《金匱要略》曰：冬三月，勿食猪羊等腎。

《七籤》曰：冬月不宜以冷物鐵石爲枕，或焙暖枕之，令人目暗。

《本草》曰：冬月不可多食葱，令人發疾。

（《遵生八箋》）

〔二〕冬季養生藥方

腎氣丸

乾地黄一兩　薯蕷一兩　牡丹皮六錢　澤瀉七錢　山茱萸七錢　茯苓六錢　桂心五錢　附子小便炮製，四兩

右擣爲末，蜜丸，桐子大，空心酒下三四十丸，日再服。

陳橘丸　治大腸風燥氣秘等疾。

陳橘皮去白，一兩　檳榔五錢　木香五錢　羌活五錢　青皮五錢　枳殼麩炒，五錢　不蛀皂角兩挺，去皮
鬱李仁去皮尖，炒黄，一兩　牽牛炒，二兩

右爲末，研細，蜜丸如桐子大，每服二十丸，食前，薑湯下。未利，加至三十丸，以大便通利爲度。

搜風順氣牽牛丸　治熱涌滯不快，大腸秘結，熱毒生瘡。

牽牛二兩，飯蒸　木通一兩　青橘一兩，去穰　桑皮一兩　赤芍一兩，炒　木香五錢

右爲末，蜜丸，桐子大，酒下十五丸至二十丸止。婦人血氣，醋湯下。

解老人熱秘方

大附子一個，八九錢重者，燒過存性，研爲末，每服一錢，熱酒下。

天地父母七精散

竹實三兩，九蒸九曝，主水氣日精　地膚子四兩，太陰之精，主肝明目　黄精四兩，戊己之精，主脾臟虚　蔓菁子三兩，九蒸九曬，主邪鬼明目　松脂三兩，煉令熟，主風狂脾濕　桃膠四兩，五木之精，主鬼忤　巨勝五兩，五穀之精，九曝

右爲末，煉蜜爲丸，每服二三十丸，妙不可述。

南嶽真人赤松子枸杞煎丸

枸杞子根三十斤，取皮，九蒸九曝，擣爲粉。取根骨清水煎之，添湯煮，去渣熬成膏，和粉爲丸，桐子大。每服三五十丸，壽增無算。

〔三〕冬季修養法

十月修養法　孟冬之月，天地閉藏，水凍地坼，早卧晚起，必俟天曉，使至温暢。無泄大汗，勿犯冰凍雪積，温養神氣，無令邪氣外入。卦坤，坤者，順也，以服健爲正，故君子當安於正以順時也。生氣在酉，坐卧宜向西方。

孫真人修養法曰：十月心肺氣弱，腎氣强盛，宜減辛苦以養腎氣。毋傷筋骨，勿泄皮膚，勿妄針灸，以其血澀，津液不行。十五日宜静養護吉。

《内丹秘要》曰：六陰之月，萬物至此歸根復命，喻我身中陰符窮極，寂然不動，反本復静。此時塞兑垂簾，以神光下照於坎宫，當夜氣未央，凝神聚氣，端坐片時。少焉，神氣歸根，自然無中生有，積成一點金精。蓋一陽不生於復而生於坤，陰中生陽，實爲産藥根本。

靈劍子導引法勢：以兩手相叉，一脚踏之，去腰脚拘束，腎氣冷痹，膝中痛諸疾。

又法：正坐，伸手指緩拘脚指五七度，治脚氣，諸風注氣，腎臟諸毒氣，遠行脚痛不安，并可治之，常行最妙。

人之一身，元氣亦有升降，子時生於腎中，此即天地一陽初動，感而遂通，乃復卦也。自此後漸漸昇至泥丸，午時自泥丸下降於心，戌亥歸於腹中，此即天地六陰窮極，百蟲閉關，

草木歸根，寂然不動，乃坤卦也。靜極復動，循環無端，其至妙，又在坤復之交，一動一靜之間，即亥末子初之時。《陰符經》曰：自然之道靜，故天地萬物生。養生者，當順其時而行，坤復二卦之功，正在十月之間。

坐卧宜向西北。

十一月修養法　仲冬之月，寒氣方盛，勿傷水凍，勿以炎火炙腹背，毋發蟄藏，順天之道。卦復，復者，反也，陰動於下，以順上行之義也。君子當靜養以順陽生。是月生氣在戌，坐卧宜向西北。

孫真人修養法：是月腎臟正旺，心肺衰微，宜增苦味絶鹹，補理肺胃。閉關靜攝，以迎初陽，使其長養，以全吾生。

靈劍子導引法勢：以一手托膝，反折一手抱頭，前後左右爲之，凡三五度。去骨節風，宜通血脉，膀胱腎臟之疾。

是月也，一陽來復，陽氣始生，喻身中陽氣初動，火力方微，要不縱不拘，温温柔柔，播施於鼎中。當撥動頂門，微微挈之，須臾，火力熾盛，逼出真鉛。氣在箕斗東北之鄉，火候造端之地。

十二月修養法　季冬之月，天地閉寒，陽潛陰施，萬物伏藏，去凍就温，勿泄皮膚大汗，以助胃氣。勿甚温暖，勿犯大雪。宜小宣，勿大全補。衆陽俱息，勿犯風邪，勿傷筋骨。卦臨，臨者，大也，以剛居中，爲大亨而利於貞也。生氣在亥，坐卧宜向西北。

孫真人曰：是月土旺，水氣不行，宜減甘增苦，補心助肺，調理腎臟。勿冒霜雪，勿泄津液及汗。初三日，宜齋戒靜居，焚香養道，吉。

靈劍子導引法勢：以兩手聳上，極力三五遍，去脾臟諸疾不安，依春法用之。

（《遵生八箋》）

第四編　飲食養生

【提要】飲食養生是起居養生的一個重要方面。道教在充分吸取傳統文化中有關飲食保健的合理成分的基礎上，糅合儒家、醫家等飲食養生的方法經驗，形成了道教飲食養生的豐富內容。

道教飲食養生的特點，一是十分强調飲食宜忌，對於何物宜食，何物應忌，乃至飢飽擇食，均有告誡；二是特別重視飲食的衛生習慣，對飲食時間、飲食姿勢，乃至冷熱性味，多有規定；三是特別注意飲食調護，從進食前的精神狀態，到食後的散步摩腹，細致入微，主張通過飲食情緒及飲食行為的調節、控制、養護，以達到『百節歡愉，咸進受氣』的飲食保健作用。

道教飲食養生的一個突出成就，就是特別重視食物的營養和治療作用，並由此建立起道教的食養食療學說，創獲了衆多的食療食養藥膳方。從孫思邈的『食治』專篇，到後代有發展的食物本草專著，不僅充實、豐富了傳統中醫的本草、方劑學內容，也為現代保健食品的開發，提供了許多富於啓示的歷史依據。

一　飲食闡論

仲景曰：人體平和，惟須好將養，勿妄服藥。藥勢偏有所助，令人臟氣不平，易受外患。

夫含氣之類，未有不資食以存生，而不知食之有成敗。百姓日用而不知，水火至近而難識。余慨其如此，聊因筆墨之暇，撰五味損益食治篇，以啓童稚，庶勤而行之，有如影響耳。

河東衛汎記曰：扁鵲云：人之所依者，形也；亂於和氣者，病也；理於煩毒者，藥也；濟命扶危者，醫也。安身之本，必資於食，救疾之速，必憑於藥。不知食宜者，不足以存生也。不明藥忌者，不能以除病也。斯之二事，有靈之所要也，若忽而不學，誠可悲夫！是故食能排邪，而安臟腑，悦神爽志，以資血氣。若能用食平痾，釋情遣疾者可謂良工。長年餌老之奇法，極養生之術也。夫爲醫者，當須先洞曉病源，知其所犯，以食治之。食療不愈，然後命藥，藥性剛烈，猶若御兵，兵之猛暴，豈容妄發？發用乖宜，損傷處衆，藥之投疾，殃濫亦然。高平王熙稱食不欲雜，雜則或有所犯。有所犯者或有所傷者。或當時雖無灾苦，積久爲人作患。又食啖鮭肴，務令簡少，魚肉果實，取益人者而食之。凡常飲食，每令節儉。若貪味多餐，臨盤大飽，食訖，覺腹中彭亨短氣或致暴疾，仍爲霍亂。又夏至以後迄至秋分，必須慎肥膩餅臛酥油之屬。此物與酒漿瓜果，理極相妨。夫在身所以多疾者，皆由春夏取冷太過，飲食不節故也，又魚鱠諸腥冷之物，多損於人，斷之益善，乳酪酥等常食之，令人有筋力膽幹，肌體潤澤，卒多食之，亦令臚脹泄利，漸漸自已。

黄帝曰：五味入於口也，各有所走，各有所病，酸走筋，多食酸令人癃，不知何以然？少俞曰：酸入胃也，其氣澀以收也，上走兩膲。兩膲之氣澀不能出入，不出即流於胃中，胃中和温，即下注膀胱，膀胱走胞，胞薄以耎，得酸則縮卷，約而不通，水道不利，故癃也。陰者，積

一作精筋之所終聚也，故酸入胃，走於筋也。鹹走血，多食鹹，令人渴，何也？答曰：鹹入胃也，其氣走中膲，注於諸脉，脉者血之所走也，與鹹相得即血凝，凝則胃中汁泣，汁泣則胃中乾竭，《甲乙》云：凝則胃中汁注之，注之則胃中竭。竭則嗌路焦，焦故舌乾喜渴。血脉者，中膲之道也，故鹹入胃走於血。皇甫士安云：腎合三膲。血脉雖屬肝心，而爲中膲之道，故鹹入而走血也。

辛走氣，多食辛，令人愠心，何也？答曰：辛入胃也，其氣走於上膲，上膲者，受使諸氣而營諸陽者也，薑韭之氣熏至榮衛，榮衛不時受之，却溜於心下，故愠愠痛也。辛者與氣俱行，故辛入胃走氣，與氣俱出，故氣盛也。苦走骨，多食苦，令人變嘔，何也？答曰：苦入胃也，其氣燥而涌泄。五穀之氣，皆不勝苦，苦入下脘。下脘者，三膲之道，皆閉則不通，不通故氣變嘔也。齒者，骨之所終也，故苦入胃而走骨，入而復出，齒必黧疏。皇甫士安云：水火相濟，故骨氣通於心。

甘走肉，多食甘，令人惡心，何也？答曰：甘入胃也，其氣弱劣，不能上進於上膲，而與穀俱留於胃中。甘入則柔緩，柔緩則蛔動，蛔動則令人惡心，其氣外通於肉，故甘走肉，則肉多粟起而胝。皇甫士安云：其氣外通於皮，故曰甘入走此矣。皮者肉之蓋，皮雖屬肺，與肉連體，故甘潤肌肉並於皮也。

黄帝問曰：穀之五味所主，可得聞乎？伯高對曰：夫食風者則有靈而輕舉；食氣者則和静而延壽；食穀者則有智而勞神；食草者則愚癡而多力；食肉者則勇猛而多嗔。是以肝木青色宜酸，心火赤色宜苦，脾土黄色宜甘，肺金白色宜辛，腎水黑色宜鹹。内爲五臟，外主五行，色配五方。

五臟所合法：肝合筋，其榮爪；心合脉，其榮色；脾合肉，其榮唇；肺合皮，其榮毛；腎合骨，其榮髮。

五臟不可食忌法：多食酸則皮槁而毛夭，多食苦則筋急而爪枯，多食甘則骨痛而髮落，多食辛則肉胝而唇褰，多食鹹則脉凝泣而色變。

五臟所宜食法：肝病宜食麻、犬肉、李、韭；心病宜食麥、羊肉、杏、薤；脾病宜食稗米、牛肉、棗、葵；肺病宜食黄黍、鷄肉、桃、葱；腎病易食大豆、黄卷、豕肉、栗、藿。《素問》云：肝色青，宜食甘，梗米、牛肉、棗、葵皆甘；心色赤，宜食酸，小豆、犬肉、李、韭皆酸；肺色白，宜食苦，麥、羊肉、杏、薤皆苦；脾色黄，宜食鹹，大豆、豕肉、栗藿皆鹹；腎色黑，宜食辛，黄黍、鷄肉、桃、葱皆辛。

五味動病法：酸走筋，筋病勿食酸；苦走骨，骨病勿食苦；甘走肉，肉病勿食甘；辛走氣，氣病勿食辛；鹹走血，血病勿食鹹。

五味所配法：米飯甘，《素問》云：粳米甘。麻酸，《素問》云：小豆酸。大豆鹹，麥苦，黄黍辛；棗甘，李酸，栗鹹，杏苦，桃辛；牛甘，犬酸，豕鹹，羊苦，鷄辛；葵甘，韭酸，藿鹹，薤苦，葱辛。

五臟病五味對治法：肝苦急，急食甘以緩之，肝欲散，急食辛以散之，用酸瀉之，禁當風。心苦緩，急食酸以收之，心欲耎，急食鹹以耎之，用甘瀉之，禁温食厚衣。脾苦濕，急食苦以燥之，脾欲緩，急食甘以緩之，用苦瀉之，禁温食飽食，濕地濡衣。肺苦氣上逆息者，急食苦以泄之，肺欲收，急食酸以收之，用辛瀉之，禁寒飲食寒衣。腎苦燥，急食辛以潤之，開腠理，潤致津液，通氣也，腎欲堅，急食苦以結之，用鹹瀉之，無犯淬焕，無熱衣温食。是以毒藥

攻邪，五穀爲養，五肉爲益，五果爲助，五菜爲充。精以食氣，氣養精以榮色；形以食味，味養形以生力。此之謂也，神臟有五，五五二十五種，形臟有四，四方四時四季四肢，共爲五九四十五，以此輔神，可長生久視也。精順五氣以爲靈也，若食氣相惡則傷精也；形受味以成也，若食味不調則損形也。是以聖人先用食禁以存性，後製藥以防命也。故形不足者温之以氣，精不足者補之以味，氣味温補，以存形精。岐伯云：陽爲氣，陰爲味。味歸形，形歸氣，氣歸精，精歸化，精食氣，形食味，化生精，氣生形，味傷形，氣傷精，精化爲氣，氣傷於味。陰味出下竅，陽氣出上竅，味厚者爲陰，味薄者爲陰之陽；氣厚者爲陽，氣薄者爲陽之陰。味厚則泄，薄則通流；氣薄則發泄，厚則秘塞。《素問》作發熱。壯火之氣衰，少火之氣壯。壯火食氣，氣食少火。壯火散氣，少火生氣。味辛甘發散爲陽，酸苦涌泄爲陰。陰勝則陽病，陽勝則陰病，陰陽調和，人則平安。春七十二日省酸增甘，以養脾氣；夏七十日省苦增辛，以養肺氣；秋七十二日省辛增酸，以養肝氣；冬七十二日省鹹增苦，以養心氣；季月各十八日省甘增鹹，以養腎氣。

（《備急千金要方》）

《黄帝内經》曰：陰之所生，本在五味，陰之五宫，傷在五味。扁鵲曰：安身之本，必資於食。不知食宜者，不足以存生。《鄉黨》一篇，其載聖人飲食之節爲甚詳。後之人，奔走於名利而饑飽失宜，沉酣於富貴而肥甘之是務，不順四時，不和五味而疾生焉。戒乎此，則人元之壽可得矣。

五味　《内經》曰：謹和五味，骨正筋柔，氣血以流，腠理以密，長有天命。

《淮南子》曰：五味亂口，使口爽傷。病也。

陶隱居云：五味偏多不益人，恐隨臟腑成殃咎。五味稍薄，令人神爽。苦稍偏多，損傷臟腑。此五行自然之理，初則不覺，久當爲患也。

酸多傷脾，内皺而唇揭，故春七十二日省酸增甘，以養脾氣。曲直作酸屬木，脾主肉屬土，木克土也。醋過食，損胃氣及肌臟筋骨，不益男子，損顔色。不與蛤同食，相背也。有云：飲少熱醋，辟寒勝酒。黄戬云：自幼不食醋，今逾八十，尤能傳神。又心色赤，宜食酸，小豆、犬肉、李、韭皆酸。

咸多傷心，血凝泣而變色，故冬七十二日省鹹增苦，以養心氣。潤下作鹹屬水，心主血屬火，水克火也。鹽過於鹹則傷肺，膚黑，損筋力。西北人食不耐鹹，多壽。東南人食絶欲鹹，少壽。病嗽及水氣者，全宜禁之。晉桃源避世之人，鹽味不通，故多壽。後五味通，而壽嗇矣。

又脾色黄，宜食鹹，大豆、豕肉、栗、藿皆鹹。

甘多傷腎，骨痛而齒落，故季月各十八日省甘增鹹，以養腎氣。稼穡作甘屬土，腎骨屬水，土克水也。

蜜餳、沙糖各見本條。

又肝色青，宜食甘，粳米、牛肉、棗、葵皆甘。

苦多傷肺，皮槁而毛落，故夏七十二日省苦增辛，以養肺氣。炎上作苦屬火，肺主皮毛屬金，火克金也，膽、柏皮等。

又肺色白，宜食苦，麥、羊肉、杏、薤皆苦。

辛多傷肝，筋急而爪枯，故秋七十二日省辛增酸，以養肝氣。從革作辛屬金，主筋屬木，金克木也。

故椒和氣，過多損肺，令吐血。紅椒久食，失明乏氣，合口者害人。

十月勿食椒，損人心，傷血脉，多忘。除濕温中，益婦人。

又腎色黑，宜食辛、黄黍、鷄肉、桃、葱皆辛。

（《三元延壽參贊書》）

二 食戒食忌

食誡 真人曰：雖常服藥物，而不知養性之術，亦難以長生也。

養性之道，不欲飽食便卧及終日久坐，皆損壽也。

人欲小勞，但莫至疲及强所不能堪勝耳。

人食畢，當行步躊躇，有所修爲爲快也。故流水不腐，户樞不朽蠹，以其勞動數故也。

故人不要夜食，食畢但當行中庭如數里可佳。

飽食即卧生百病，不消成積聚也。

食欲少而數，不欲頓多難銷，常如飽中飢，飢中飽。故養性者，先飢乃食，先渴而飲。恐覺飢乃食，食必多盛；渴乃飲，飲必過。

食畢當行，行畢使人以粉摩腹數百過，大益也。

青牛道士言：食不欲過飽，故道士先飢而食也。飲不欲過多，故道士先渴而飲也。

凡食，先欲得食熱食，次食温食，次冷食。食熱暖食訖，如無冷食者，即喫冷水一兩嗽，甚妙。若能恒記，即是養性之要法也。

食畢行數百步，中益也。暮食畢行五里許乃卧，令人除病。

凡食，欲得先微吸取氣，嗽一兩嗽乃食，主無病。

真人言：熱食傷骨，冷食傷臟；熱物灼唇，冷物痛齒。

食訖踟躕長生。飽食勿大語。大飲則血脉閉，大醉則神散。

春宜食辛，夏宜食酸，秋宜食苦，冬宜食鹹，此皆助五臟，益血氣，辟諸病。食酸鹹甜苦，即不得過分食。

春不食肝，夏不食心，秋不食肺，冬不食腎，四季不食脾。如能不食此五臟，尤順天理。

燕不可食，入水爲蛟蛇所吞，亦不宜殺之。

飽食訖即卧成病背疼。

飲酒不欲多，多即吐，吐不佳。醉卧不可當風，亦不可用扇，皆損人。

白蜜勿合李子同食，傷五内。

醉不可强食，令人發癰疽，生瘡。

醉飽交接，小者令人面皯，咳嗽；不幸傷絶臟脉，損命。

凡食，欲得恒温暖宜人，易銷，勝於習冷。

凡食，皆熱勝於生，少勝於多。

飽食走馬成心癡。

飲水勿忽嘸之，成氣病及水癖。

人食酪，勿食酢，變爲血痰及尿血。

食熱食汗出，勿洗面，令人失顏色，面如蟲行。

食熱食訖，勿以酢漿漱口，令人口臭及血齒。

馬汗息及馬毛入食中，亦能害人。

鷄、兔、犬肉，不可合食。

爛茆屋上水滴浸者脯，名曰鬱脯，食之損人。

久飢不得飽食，飽食成癖病。

飽食夜卧失覆，多霍亂死。

時病新瘥，勿食生魚，成痢不止。

食生魚，勿食乳酪，變成蟲。

食兔肉，勿食乾薑，成霍亂。

人食肉，不用取上頭最肥者，必衆人先目之，食者變成結氣及疰癘，食皆然。

空腹勿食生果，令人膈上熱，骨蒸，作癰癤。

銅器蓋食，汗出落食中，食之發瘡肉疽。

觸寒未解食熱食，亦作刺風。

飲酒熱未解，勿以冷水洗面，令人面發瘡。

飽食勿沐髮，沐髮令人作頭風。

蕎麥和猪肉食，不過三頓成熱風。

乾脯勿置秫米瓮中，食之閉氣。　乾脯火燒不動，出火始動，擘之筋縷相交者，食之患人或殺人。

羊胛中骨肉如珠子者，名羊懸筋，食之患癲癇。

諸濕食不見形影者，食之成疰，腹脹。

暴疾後不周飲酒，膈上變熱。

新病瘥不用食生棗、羊肉、生菜，損顏色，終身不復，多致死。　膈上熱蒸。

凡食熱脂餅物，不用飲冷醋、漿水，善失聲。

若嘸生葱白合蜜，食害人，切忌。

乾脯得水自動，殺人。　曝肉作脯，不肯燥勿食。

羊肝，勿合椒食，傷人心。　胡瓜合羊肉食之發熱。　多酒食肉，名曰癡脂，憂狂無恒。

食良藥、五穀充悅者，名曰中士，猶慮疾苦。　食氣，保精存神，名曰上士，與天同年。

（《養性延命録》）

食忌　《要記》曰：一日之忌，暮無飽食；一月之忌，暮無大醉；一歲之忌，暮無遠行；終身之忌，暮無燃燈燭行房，暮常護氣。久視傷血，久卧傷氣，久立傷骨，久行傷筋，久坐傷

肉。鹹傷筋，醋傷骨，飽傷肺，飢傷氣。

茅屋漏水墮諸脯肉上，食之成癥結病。凡作脯不肯乾者，害人也。祭神肉無故自動，食之害人。飲食上有蜂行住，食中必有毒害也。

一日之忌，夜莫飽食；一月之忌，暮莫大醉；一歲之忌，暮莫遠行；終身之忌，燃燈燭行房。

觸寒來者寒未解，食熱食成刺風。飲食竟仰卧，成氣痞，作頭風。食上不得語，語而食者，常患胸背疼痛。熱食訖，以冷水、酢漿漱口者，令人口氣恒臭，并作䘌齒。食生肉傷胃，一切肉唯須爛煮，停冷食之。一切濕食及酒水漿臨上看不見人物之影者，勿食之，成卒疰。若已食腹脹者，急以藥下之。諸熱食鹹物竟，不得飲冷漿水，致失聲成尸嗽。腹内有宿病，勿食陵鯉肉，害人。勿飲酒令至醉，即終身百病不除。久飲酒者，腐腸爛胃，潰髓蒸筋，傷神損壽。勿食一切腦，大佳。

（《太清道林攝生論》）

飲食　書云：善養性者，先渴而飲，飲不過多。多則損氣，渴則傷血。先饑而食，食不過飽。飽則傷神，饑則傷腎。

書云：飲食務取益人者，仍節儉爲佳。若過多，覺膨亨、短氣，便成疾。

書云：飲食於露天，飛絲墮其中，食之咽喉生泡。

書云：飲食收器中，宜下小而上大。若覆之不密，蟲鼠欲盜食而可環器墮涎，食者得黄病，通身如蠟，針藥不療。

書云：飲食，以銅器蓋之。汗若入内，食者發惡瘡肉疽。

書云：飲食生冷，北人土厚水深，禀賦堅實，不損脾胃。久居南方者，宜忌之。南人土薄水淺，禀賦多虚，不宜脾胃。久居北方者，尤宜忌之。

書云：飲食土蜂行住或猫犬吮破之水，生病。

書云：空心茶宜戒，卯時酒、申後飲宜少。

書云：極饑而食，且過飽，結積聚。極渴而飲，且過多，成痰癖。日没後食訖便未須飲酒，不乾嘔。

太宗謂宰相曰：朕每日所爲，自有常節，飲食不過度，行之已久，甚覺有力。老子云，我命在我不在天，全在人之調適，卿等亦當加意，毋自輕攝養也。

陶隱居云：何必餐霞服大藥，妄意延年等龜鶴。但於飲食嗜欲中，去其甚者將安樂。

漿水，按本草味甘酸，微温無毒，調中引氣，開胃止渴，强力通關。治霍亂泄痢，消渴。食解煩去睡，調理臟腑，治嘔噦。白人膚體如繒帛，爲人常用，故不齒其功。世之所用熟水，品目甚多，貴如沉香，則燥脾。不骨草，則澀氣。密香，則冷胃。麥門冬，則體寒。如此之類，皆有所損。

紫蘇湯，令人朝暮飲之，無益也。芳草，致豪貴之疾，此有一焉。宋仁宗命翰林院定熟水，奏曰：紫蘇第一，沉香第二，麥門冬第三。以蘇能下胸膈浮氣，殊不知久則泄人真氣，令人不覺。

本草云：酒飲之，體軟神昏，是其有毒也。損益兼行。

扁鵲云：久飲常過，腐腸爛胃，潰髓蒸筋，傷神損壽。有客訪周顗，顗出美酒兩石，顗飲石二，客飲八斗。次明，顗無所苦，酒量慣也。客已死矣。觀之，客腹已出脅已穿，豈非量過而犯扁鵲之戒歟。

飲白酒，食牛肉生蟲。酒漿照人無影，不可飲。不可合乳汁飲，令人氣結。祭酒自耗者，殺人。酒後食芥辣物，多則緩人筋骨。卧黍穰食猪肉，患大風。凡中藥毒及一切毒，從酒得者，難治。酒性行血脉，流遍身體也。

書云：飲酒醉未醒，大渴飲冷水，又飲茶，被酒引入腎臟，爲停毒之水，腰脚重膇，膀胱冷痛，兼患水腫，消渴攣痹。

書云：酒醉當風，以扇扇之，惡風成紫癜。又醉酒吐罷，便飲水，作消渴。

神仙不禁酒，以能行氣壯神，然不過飲也。

本草：茶飲者，宜熱、宜少，不飲尤佳。久食去人脂，令人瘦，下焦虚冷。惟飽食後一二盞不妨，消渴也，饑則尤不宜，令人不眠。同韭食身重。

書云：將鹽點茶，引賊入家。恐傷腎也。

東坡《茶説》：除煩去膩，世固不可無茶，然暗中損人不少。吾有一法，常自修之，輒以濃茶漱口於食後，煩膩既去而脾胃不知。凡肉之在齒者，得茶漱滌，乃不覺脱去，不煩挑剔也。蓋齒性便苦，緣此漸堅牢而齒蠹且日去矣。

書云：飲多，則肺布葉舉，氣逆上奔。

書云：陰池流泉，六月行路勿飲之，發瘧。

書云：飲宴於聖像之側，魂魄不安。

書云：飲水勿急咽，久成氣病。

書云：形寒飲冷，則傷肺，上氣，咳嗽，鼻鳴。

書云：粥後飲白湯，爲淋，爲停濕。

陶隱居云：食戒欲粗並欲速，寧可少食相接續。莫教一飽頓充腸，損氣傷心非爾福。

養生云：美食須熟嚼，生肉不須吞。

又云：食畢漱口數過，齒不齲，口不臭。漱口忌熱湯，損牙。

又云：食炙爆，宜待冷，不然傷血脉，損齒。

書云：食茅屋漏水墮脯肉，成癥瘕，生惡瘡。

書云：人汗入肉，食之作疔瘡。

書云：食諸獸自死肉，生疔瘡。

隱居云：生冷粘膩筋韌物，自死牲牢皆勿食。饅頭閉氣莫過多，生膾偏招脾胃疾。鮓醬胎卵兼油膩，陳臭淹藏盡陰類。老人朝暮更餐之，是借寇兵無以异。按《鎖碎集》云：饅頭乃閉氣，梅血湯以破之。包子包氣，醋以破之。

書云：食物以象牙金銅爲匙箸，可以試毒。

書云：食物以魚魫器盛之，有蠱毒輒裂破。入閩者，宜審之。

書云：夜半之食宜戒。申酉前晚食爲宜。

《周禮》：樂以消食。蓋脾喜音聲，夜食則脾不磨，爲音響絶也。夏月夜短，尤宜忌之。

食物 物之無益有損者，常人猶不可多食，況病人當避忌者乎！比書所載，凡物之有益而無損者不書，或損益相半者則書其損，而不書其益。

果實 生棗，令人熱渴，氣脹。寒熱，羸瘦者，彌不可多，動臟腑，損脾元。與蜜同食損五臟。

軟棗，冷。動宿疾，發嗽。與蟹相忌。

梅子，壞齒。

生龍眼，平。沸湯内淖過，不動脾。

生荔枝，性熱。多食發虚熱。煩渴，口乾，衄血。

櫻桃，寒熱病不可多食，發暗風，傷筋骨，嘔吐。小兒多食作熱，性熱也。

冥楂，不可多食，損齒及筋。

乳柑，大寒。冷脾，發痼疾，利腸，發輕汗，脾胃冷人尤不可多。諸柑性同。

橘柚，多食口爽，不知五味。

橙子，温。皮多食傷肝，與檳榔同食，頭旋惡心，生痰作瘧。

楊梅，多食發熱，損齒及筋。

杏實，熱。多食傷筋骨。

杏酥，生熟吃俱得，半生半熟殺人。

杏仁，久服目盲，眉髮鬚落，動宿疾。

雙仁者殺人，可研細，治夭傷。

桃實，發丹石，損胃。多食有熱。飽食桃仁，水浴成淋疾。

桃杏花，本五出而六出者，必雙仁。能殺人者，失常故也。

李子，平。發瘧疾，多令虚熱。白密和食傷人五内，不可焰水上啖之，及與雀肉同食。不沉水者，毒。其仁和鷄子食，内結不消。

梨，寒。乳鵝梨、紫花梨，治心熱。此外，生不益人，多食寒中。産婦、金瘡人勿食，令萎困。其性益齒而損脾胃，正、二月勿食佳。有人家生一梨，大如斗，送之朝貴，食者皆死。考之樹下，有大蛇，聚毒於此，不常爲妖也。他放此。

藤梨，名沐猴梨，食多冷中。

山石榴，多無益，澀氣。

石榴，多食損肺及齒。

林檎，多食發熱，澀氣，好睡，發冷疾，生瘡癤，脉閉不行，其子不可食，令人煩。

栗子，温。生治腰脚。生即發氣，宜曝乾蒸炒。食多即氣壅，患風水氣人不宜。

生栗，可於灰火中煨，令汗出，殺其木氣，不得通熱。小兒生者多難化，熟者多滯氣。

柿子，寒。日乾者性冷，多食腹痛，生者彌冷。紅柿與蟹同食吐紅，飲酒食紅柿，心痛至死，亦易醉，不解酒毒。

一種塔柿引痰，日乾多動風，火乾味不佳。

椑子，性尤冷，與蟹同食，腹痛大瀉。

葡萄酒，過，昏人眼。架下飲酒，防蟲屎傷人。

白果，生引疳，解酒，熟食益人。然不可多，多食腹滿。有云滿一千個者死。此物二更開花，三更結子，當是陰毒之物。有人艱糴，取白果以爲飯，飽食，次日皆死。

菱芰也，冷臟，多利、損陽，令陰萎，不益脾，難化，令脹滿，薑酒解之。七月食生菱作蟯蟲。

茨菰，大寒。動宿冷氣腹脹滿。小兒秋食之臍下痛。孕不可食。吴人常食，患脚氣，癱瘓，損齒，失顔色。

勃薺，性與茨菰同。

芡實，生食動風冷氣，損脾難消，却益精。

藕，多食冷中，能去疫氣。産後惟此不同生冷忌者，破血故也。

甜瓜，動痼疾，多食陰下濕癢，生瘡，發虚熱，破腹，令人惙惙弱，脚手無力。少食則可不中暑，多食未有不下。貧下多食，深秋下痢難治，損陽故也。患脚氣食此，永不除。五月甜瓜，沉水者殺人。多食發黄疸，動氣，解藥力。其雙蒂者殺人，與油餅同食發病。楊州太守陳逢原避暑食瓜，至秋忽腰腿痛，不能舉動，遇商助教療之，更生。

西瓜，甚解暑毒。北人禀厚食慣，南人禀薄不宜。多至於霍亂、冷病，終身不除。

木瓜，温。皮薄，微赤黄香，甘酸不澀，向里子頭尖一面方是真，益脾而損齒。若圓和子微黄，蒂粗澀，小圓，味澀微咸鹹，傷人氣，多食損牙。

甘蔗，多食衄血。燒其滓，烟入目則眼暗。

沙糖，寒。多食心痛。鯽同食成疳，葵同食生流癖，笋同食成食瘕，身重不能行。小兒多食損齒及生燒蟲。

柰子，多食腹脹，不益人，病人尤甚。

榅桲，不可多食，損齒傷筋。

松子，多食發熱毒。

胡桃，平。多食利小便，脱人眉，動風動痰，惡心嘔吐。與酒同食過多，咯血。

五月食未成果核，發癰癤，寒熱。

秋夏果落地惡蟲緣，食之患九漏。

生果停留多日有損處，食之傷人。

一切果核雙仁者害人。

治諸果毒，燒猪骨過爲末，水服方寸匕。

米穀 粳米，生者冷，燔者熱。生不益脾，過熟則佳。蒼耳同食卒心痛，馬肉同食發痼疾。

稻米，糯米也，妊娠與雜肉食之，不利其子，生寸白，久食身軟，緩筋故也。性寒，壅經絡

氣，使人四肢不收，昏悶多睡，發風動氣，可少食。

秫米，似黍而小，亦可造酒。動風，不可常食。

黍米，發宿病，久食昏五臟，好睡。動風。小兒食，不能行，緩人筋骨，絶血脉。

白黍，久食多熱，令人煩。

赤黍，不可合蜜，惟可作糜。不可爲飯，粘着難解。

五種黍米，合葵食之成痼疾。藏脯於中，食之閉氣，肺病者宜此。

生米戲食，久爲米瘕，肌疲如勞，缺米則口吐清水。

飴糖，進食健胃，多食則動脾風。

麥占四時，秋種夏收，西北多霜雪，面無毒，南方少雪，有毒。

小麥，性擁熱，小動風氣。治麵後覺中毒，以酒咽漢椒三五粒，不爲疾。

大麥，久食宜人，帶生則冷，損人。

麥蘖，久食消腎，不可多。

穬麥，西川多種，山東、河北人，正月方種。先患冷氣，人不宜食。

蕎麥，性寒，難消。久食動風頭眩。和猪内食八九次，患熱風，脱眉鬚。

粟米，食後勿食杏仁，令人吐瀉。

稷米，穄也，發三十六種病。八穀之中最爲下，不可同川附子服。

陳廪粟米、粳米，陳者性皆冷，頻食之自利。藏脯臘於中滿三月，久不知而食之，害人。

緑豆，治病，則皮不可去，去皮食少壅氣。

赤小豆，行小便，久食虚人，令人黑瘦，枯燥，逐津液，體重。

赤白豆，合魚鮓食之成消渴。

青小豆，一名胡豆，合鯉魚鮓食之肝黄，五年成乾消。黑白黄褐豆、大小豆，作豉極冷，黄卷及醬皆平，多食體重。服大豆末者忌猪肉。炒豆與一歲以上十歲以下食之即啖猪肉，久當壅氣死。人有好食豆腐，中毒不能治，更醫至中途，遇作腐人家相争，因問妻，誤將萊菔湯置鍋中腐便不成。醫得其説，以萊菔湯下藥而愈。蘿卜也。

醬當是豆爲者，今以麵麥爲者，食之多殺藥力。夫子云：不得其醬不食，欲五臟悦而愛之，此亦安樂之端。

芝麻炒熟，乘熱壓出油。但可點，再煎煉，方謂熟，油可食。

油，發冷疾，滑骨髓，困脾臟，經宿即動氣。牙齒脾疾人，不宜陳油飲食，須逐日熬熟。

黑芝麻，炒食之不生風疾，風人日食之則步履端正，語言不蹇。

白芝麻，即胡麻，休糧，補益。生則寒，炒則熱。發霍亂，抽人。化山，又别有胡麻，味苦。

麻仁，多食損血脉，粗陽滑精，發女人帶疾。

菜蔬　葵，爲五菜主，秋種。早者至春作子，名冬葵。其心有毒，傷人。性冷，熟食之亦令熱悶，甚動風氣。葵凍者，生食之動五種留飲，甚則吐水。和鯉魚食之，害人。四季勿食生葵，不化，發人一切宿病。百藥忌食之，發狂犬咬。

吴葵，一名蜀葵，不可久食，鈍人志性。被病，咬食之，永不瘥。

戎葵，並烏肉食，無顔色。

生葱，食之即淡蜜，下痢。食燒葱啖蜜。壅氣死。雜白犬肉食之，九竅出血，患氣者多發，氣上充人，五臟閉絶，虚人胃，開骨節。正月食之，發面上游風。大抵功在發汗，多則昏人神。

胡葱，久食傷神損性，多忘損目，發痼疾。胡臭䘌齒人食之，甚。青魚合食生蟲。

韭，俗呼草鍾乳，病人可食。然多食，昏神暗目，酒後尤忌。不可與蜜同食，未出土爲韭黄，不益人，滯氣。花，動風，過清明勿食，不利萬人。心腹痼冷者加劇。

霜韭不可食，動宿飲，必吐水。

五月食之，損人滋味，乏氣力。不可共牛肉食，成瘕。熱病後十日不可食，發困。葱亦不宜。

薤，肥健人，生食引涕唾。與牛肉食作瘕。四月勿食薤，及三冬生食，多涕唾。

葫，大蒜也。久食傷肝，損目弱陽。煮以合青魚鮓發黄，作鼇啖鱠伐命。惟生食，不中煮。暑毒，爛嚼下咽，即和。仍禁冷水。

四月、八月食之，傷神損膽氣，喘悸氣急，腹内生瘡，腸腫成疝瘕。多食葫，行房傷肝，面無光。北方人稟厚，食慣，病少。

小蒜，不可常食，食而啖生魚，奪氣，陰核疼欲死。三月勿食，傷志。時病瘥後，與一切食，竟入房，病發必死。

胡荽，蕎子也。久食令人多忘，胡臭口氣，䘌齒，脚氣加劇。根發痼疾。

蓼子，是水浸令生芽而食之者，多食令人吐水，損陽，少精，心痛，寒熱，損骨髓。二月食之，傷腎。和生魚食，奪陰氣，核子痛欲死。

萱草，一名法憂。嫩時，取以爲蔬食之，動風，令人昏昏然，終日如醉，因得其名。

菘，發諸風冷。有熱人食之，不發病，性冷也。

芥，多食動風氣，發丹石。與兔肉同食，成惡病。

蕪菁，蔓青也。根不可多食，令氣脹。子作油，塗頭變蒜髮。

萊菔，力弱人不宜多食，生者滲人血。

生青菜，時病瘥後食之，手足青腫。

一切菜，五月五日勿食之，變百病。

一切菜，熟煮熱食之。但凡檐滴着者，有毒。

十月被霜菜，食者面無光，目澀，腰疼。心瘧發時，足十指爪青萎困。

薺菜，不宜麵同食，令人督悶發病。

凡用甘草皆忌此。

莧菜，多食動氣，煩悶，冷中，損腹。共蕨及鱉食，生瘕。

堇菜，不宜久食，令身重，多腫。只可一二頓。

蕓薹菜，患腰脚人，多食加劇，損陽氣，發口瘡，齒痛，生蟲。胡臭人忌之。

鹿角菜，久食發宿疾，損經絡，少顏色。

菠薐菜，北人食肉麵即平，南人食魚米即冷。多食冷大小腸，久食脚弱，腰痛。

蓴菜，多食性滑，發痔，引疫氣。上有水銀故也。七月蠟蟲着上。令霍亂，勿食之。

芹菜，生高田者宜人。黑滑地，名水芹，赤色者害人。性寒，和醋食之，損齒。春秋，龍帶精入芹中，偶食之。手青，肚滿，痛不可忍。服砂糖三二升，吐出蜥蜴便愈。

苦蕒，夏月食之，以益心。蠶婦忌食之。

萵苣，冷。久食昏人目。

白萵苣，冷氣人食之，腹冷。産後不可食，寒中。共飴食生蟲。

苦苣，不可與蜜同食。

鬆捨，多食動氣，冷氣人食之，必破腹。

苜蓿，利大小腸，蜜食下痢，多食瘦人。

蕨，久食脚弱無力，弱陽，眼暗，多睡，鼻塞，髮落。小兒食之不行，冷氣食之腹脹，生食成蛇瘕。郄鑒鎮丹徒出獵，有甲士折一枝食之，覺心中淡淡成疾，後吐一小蛇，懸屋前漸成乾蕨，信不可生食也。

茄，至冷，五勞不可多，發瘡，損人，動氣，發痼疾。熟者少食無憂，患冷人不可食，秋後食之損目。

黃瓜，本名胡瓜，不益人。患脚氣、虛腫者，毒永不除。

越瓜，色白，動氣，發瘡，脚弱，不益小兒。時病後勿食，與乳酪鮓及空心食，心痛。

青瓜，令人多忘。

冬瓜，多食陰濕生瘡，發黃疸。九月扔食被霜瓜，向冬發血，寒熱，反惡病。初食吐，食竟心下停水，或爲翻胃。有冷者食之瘦。

瓜能暗人眼，尤不宜老人。中其毒，至秋爲瘧利。一切瓜苦者有毒，兩蒂、兩鼻害人。

瓠子，冷氣人食之，病甚，大耗食。患脚氣、虛腫人食之，毒永不除。

葫蘆，多食令人吐。

芋，一名土芝，有紫有白。冬月食不發病，他月不可食。

薯蕷亦有紫、白，頗勝芋。有小而名山藥者佳。

蒟蒻，冷氣人少食之。曾有患瘵，自謂無生，是物不忌，鄰家修蒟蒻求食之，美。遂多食，竟愈。有病腮癰者數人，余教多食此而愈。

竹笋，多食動氣，發冷瘕。

茭笋，滑中，不宜多。

生姜，九月九日勿食之，傷神損壽。

干姜，妊多食内消。

椿芽，多食神昏。

榆仁，多食發熱，心痛。

菌，地生爲菌，木生爲檽，爲木耳，爲蕈。新蕈有毛者，下無紋者，夜有光者，煮不熟者，

欲爛無蟲者，煮訖照人無影者，春夏有惡蟲毒蛇經過者，皆殺人。誤食毒菌，往往笑不止而死。惟掘地爲坎，投水攪，取清者飲之。

木菌，楮、槐、榆、柳、桑，五木之耳，可食，冬春無毒。木耳亦不宜多食，如前所云者，皆殺人。又赤色，仰而不覆者，及生野田中者，皆毒。又發冷氣風痔，多睡無力。

甘露子，不宜生食，不可多食，生寸白。與魚同食，生翻胃。

食茱萸，六七月食之傷神氣。

同蒿多食氣滿。

莳蘿根，曾有食者殺人。

飛禽　鷄，黄者宜老人，烏者暖血，産婦宜之。具五色，食者必狂。六指玄鷄，白頭家鷄，及野禽生子有八字文，及死不伸足，害人。

烏鷄合鯉魚食，生癰疽。

丙午日忌食鷄雉。

四月勿暴鷄肉，作疽，腋漏，男女虚勞，乏氣。八月食之傷神氣。妊婦多食，子患諸蟲。

妊食鷄子多，令子失音。

鷄子，動風，動氣，合鱉肉食害人，合犬肝害人，合犬肉泄痢，合魚汁、肉汁成心瘕，合獺肉遁尸。

鷄子白，合葱、蒜氣短，合生葱、犬肉，谷道流血。

疹，食鷄、鴨子，眼翳。

鷄，過宿收不密，蜈蚣必集其中，不再煮而食之，爲害非輕。

雉，離禽也，損多益少，久食瘦人。春夏多食有毒，九月至十一月稍補，他月發痔及瘡疥。八月忌之。益人神氣。丙午日不可食，明主于火也。四月勿食，氣逆。和胡桃、菌子同食，下血。有病疾者，不宜和蕎麥麵食，生肥蟲卵。不與葱同食，生寸白。

鶩，鴨也。六月勿食。益神氣。黑鴨滑中，發冷痢。脚氣人不可多食，有毒。妊娠多食，令子倒生。

野鴨，不可與胡桃、木耳同食。《异苑》曰：章安有人元嘉中啖鴨肉成瘕，胸滿，面赤，不得飲食。醫以秫米食之，須臾吐一鴨雛，遂瘥。此因肉生所致，又食過而然。

白鵝，肉性冷。多食，霍亂，發痼疾。卵不可多食。蒼鵝發瘡膿。

鵪鶉，四月以前未可食。與猪肝同食，面生黑子，與菌同食發痔。

鷓鴣，此鳥天地之神，每月取一只，饗至尊。自死者忌之。

山鷄，頓食發五痔，和蕎麥食生瘡。竹鷄類也。南唐相馮延巳，苦腦痛，久不減。太醫吴延紹詰庖人，曰：相公平日多食鷓鴣、山鷄。吴曰：得之矣。投以甘草湯而愈。蓋此禽多食烏頭、半夏有毒，以此解之。又《類編》：通判楊立之官南方，多食鷓鴣，生喉癰，膿血日夕不止。泗水楊吉老，令先啖生姜一斤愈。蓋以制半夏毒也。唐·崔魏公，以多食竹鷄暴亡。梁新命捩生姜汁，折齒灌之復活。亦此意也。

鴛鴦肉，常食之患大風。

雀肉不與李同食。合醬食，妊娠所忌。

鵓鴿，雖益人，病者食之，多減藥力。

雄鵲，婦人不可食。燒毛納水中，沉者是雄。

烏鴉，肉澀不中食。

燕肉，食者必爲蛟龍所害。

杜鵑，初鳴先聞者，主別離。學其聲，吐血。厠上聞者，不詳；作犬聲應之，吉。

凡禽自死，口不閉者殺人。

走獸　猪肉之用最多，然不宜人。食之暴肥，致風虛也。閉血脉，弱筋骨，虛人肌，病人，金瘡者尤甚。食其肉飲酒，不可卧秫穰中。又白猪，白蹄雜青者，不可食。

猪腎，理腎氣，多食腎虛，久食少子。

脂作燈目暗，膏忌烏梅。

肝、肺共魚鱠或飴食之，作癰疽，共鯉魚子食傷神。八月勿食佳。

腦子損陽，臨房不能舉。今食者以鹽、酒，是引賊也。曾不思，皮尚可消，而不覺其毒耶。

頭動風，其嘴尤毒。風人不宜，食者以竹葉燒烟撑口熏之，得口鼻涎出則無害。

肉用良姜、桑白皮、皂角、黄蠟各少許，同煮食之，不發風。不得和鷄子同食，令人滿悶。

猪不姜食之，中年氣血衰，面生黑皯。俞氏云：猪肉生姜同食，發疾風。又云：發大風。

野猪肉，微動風，青蹄不可食。

江猪，多食體重。

羊肉，性大熱。時病愈，百日内不可食，食則復令骨蒸。和鮓食傷人心，和生魚酪食害人。

生脂，宿有熱者不可食。

蹄甲中有珠子白者名懸筋，發人癲。

肝和猪肉及梅子、小豆食之，傷人心，大病人。妊娠食肝，令子多厄。

一切羊肝共生椒食之，破五臟，傷心，小兒彌忌之。

肚子，病人，共飯常食之，久成翻胃，作噎病。共甜粥食之，多睡，吐清水。

腦子，男子食之，損精少子，欲食者，研細醋和之。猪腦亦然，不食佳。白羊黑頭，食其腦作腸癰。飲酒後不得食羊、豕腦，大害人。

心有孔者殺人。

一角者殺人。

羖羊，青羝羊也。肉以水中，柳木及白楊木不得於銅器内煮，食之丈夫損陽，女子絶陰，暴下不止。

髓及骨汁合食，煩熱難退，動利。六月勿食，以益神氣。

青羊肝和小豆食之，目少明。

羊不醬同食，久而生癩，發痼疾。

牛，盛熱時，卒死者不堪食，作腸癰。下痢者必劇，丑月食之傷神氣。患牛脚蹄中拒筋，食之作肉刺。共馬肉食之身癢，共猪肉食生寸白。肉用桑柴火炙食，生寸白。

牛肉，患冷人不宜食。

五臟各補人五臟。

沙牛肉，常食發宿病。

馬肉，自死者害人，甚者殺人，不可食。下痢人食者加劇。肉多着水浸洗，方煮得爛，去血盡始可煮炙，肥者亦然。毒不出，患疔腫。肉只可煮，餘食難消，不可多食，妊不可食，五月食之傷神氣。食肉而心悶者，飲清酒則解，濁酒則劇。不與陳倉米同食，卒得惡，十死九。姜同食生氣嗽。患痢，食心悶。

血有毒，飲美酒解。

白馬玄蹄，腦令人癲。

白馬青蹄，肉不可食。

黑脊斑臂，肉不可食。

鞍下黑色徹肉裏者，傷人五臟。

馬頭骨作枕，令人不睡。

食死馬，勿食倉米，發百病。

馬汗氣及毛，不可偶入食中，害人。

汗不可近陰，先有瘡而不得近馬汗及肉汁、馬氣並毛等，必殺人。

馬筋肉，非十二月采者，宜火乾。

馬心，下痢人不可食。

馬蹄夜目，五月以後勿食之。肉不可與鹿膳同食。

驢肉，病死者不堪。騾、驢、馬，爲其十二月胎，騾又不產妊。不可食驢肉，動風，脂肥尤甚。食肉愼不可飲酒，致疾殺人。尿稍毒，服不過二合。

醍醐酥酪，有益無損。羊牛馬酪，食竟即食。大酢變血澮尿血。

牛乳不可與酸物食，成堅積。

驢乳冷，不堪酪。

一切牛馬乳及酪，共生魚食，成魚瘕。乳酪煎魚，主霍亂。

犬肉炙食，成消渴。白犬自死，不出舌者害人。瘦者是病，不堪食。妊食犬，兒無聲。九月禁食，以養神氣。肉與蒜同食損人。血，食肉而去血，不益人。血和海鮋食之，得惡病。

狂犬，若鼻赤起與燥者，此欲狂，其肉不堪食。孫真人曰：春末夏初，犬多發狂，當戒，小弱持杖預防之。防而不免，莫出于灸。其法只就咬處牙上灸之，一日一次，灸一二三元，在意直主百二十日止。咬後便討韭菜煮食之。日日食爲佳爲。此病至重，世不以爲意，不可不知也。

鹿肉、獐肉爲一，不屬十二辰也。五月勿食之，傷神。豹紋者殺人。

鹿茸，不可以鼻嗅，有小蟲入鼻爲蟲顙，藥不及也。

鹿肉，痿人陰，不可近。

白鹿肉和蒲白作羹，發惡瘡。壼居士云：餌藥人食鹿肉，必不得力。以其食解毒之草，能散力也。

狸肉骨可治勞。

獐肉，八月至十一月食之勝羊肉，餘月動氣。

鹿肉，多食動痼疾。以其食蛇，所以毒。

麋肉，不與野鷄及蝦、生菜、梅、李果實同食，皆病人。

兔肉，妊食子缺唇。兔産從口出，忌之，宜丹石人。八月、十一月可食。多食損陽，絶血脉，令人萎黄。豆瘡食之，大毒，斑爛損人。二月勿食，養神氣。共獺肉、肝食，成遁尸。鵝肉同食，血氣不行。白鷄肝同食，面失血色，一年成疸。共姜、橘食，心痛，霍亂。

虎肉，正月忌食，以益壽。藥箭死者，毒漬骨血間，猶能傷人，不可食。狸、豹同。

川山甲，多食動舊風疾。

豺肉，酸，不可食，消人脂。肉令人瘦，損精神。

獺肉，只治熱。若冷氣虛脹，食之甚也。消陽，不益男子，宜少食。五臟及肉性寒，惟肝温，治傳尸勞。

象肉，食之體重。

熊肉，有痼疾者不可食，終身不愈。十月禁食。脂不可作燈，烟氣入目，失明。不可近陰，不起。

麝肉共鵲肉，食作瘕，此物夏月食蛇，帶其香，日久透關，成异疾。不得近鼻，有白蟲入腦，患白顙。

猿猴，小兒近之傷志。

蝟肉可食，骨不得食，能瘦人，使人縮小。

肉汁在密器氣不泄者，禽畜肝青者，獸赤足者，有歧尾者，煮熟不斂水者，煮而不熟者，生而斂者，野獸自死北首伏地者，祭肉無故自動者，禽獸自死無傷處者，犬懸蹄沾漏肉中有星如米者，羊脯三月以後有蟲如馬尾者，米瓮中肉脯久藏者，皆殺人。

脯暴不燥，火燒不動，入腹不消。

自死肝臟不可食。

肉雖鮮，似有息氣，損氣傷臟。

肉及肝落地不粘塵，不可食。

諸心損心，諸血損血。

一切腦、一切脾，不可食，皆能害人。

一切肉，惟爛煮，停冷食之。食畢漱口數過，齒不齲。食肉過度，還飲肉汁即消。

禽畜五臟，三月三日勿食，吉。

魚類　鯇魚，有瘡者不可食。

鯉魚，多發風熱。修理，當去脊上兩筋及黑血。沙石溪中者，毒多在腦，勿食其頭。山上水中有鯉，不可食。五月五日勿食鯉。天行病後不可食，再發死。腹有瘕不可食。與麥醬同食，咽生瘡。與紫蘇同食，發癰疽。鯉鮓不可合小豆藿食。食桂竟食鯉成瘕。魚及子，不可合猪肝食，鯽亦然。《素問》云：魚熱乎。叔和云：熱生風。日華子云：鯉魚，涼。當以《素問》爲正，風家更使食魚，貽禍無窮矣。

鱓魚，有瘡者不可食。

鱖魚，背有十二鬣骨，每月一骨，毒能殺人，宜盡去之。蘇州王順食鱖骨鯁幾死。漁人張九取橄欖核末，流水調服而愈。人問其故，九曰：父老傳橄欖木作棹，魚觸便浮，知魚畏此木也。

白魚，泥人心，瘡癧人不可食，其發膿，灸瘡不發。鱠食之，久食發病。

鯽魚，春不食其頭，中有蟲也。合猴雉肉、猪肝食之不宜。子合猪肉食不宜，和蒜少熱、和姜、醬少冷，與麥門冬食殺人，與芥菜同食水腫。

青魚及鮓，服术者忌之。合生葫荾、蒜、麥、醬食，不宜。

黃魚，發氣，發瘡，動風，不可多食。合蕎麥食失音。

黃顙魚，不可合荆芥食，吐血。犯者以地漿解。

時魚，味美，稍發疳痼。

魴魚，患疳痢者禁之。

鮎魚，勿食多，赤目赤鬚者殺人，合鹿肉及無鰓者同。

鱘魚，味美而發諸藥毒。鮓雖世人所重，不益人。丹石人不可食，令少氣，發瘡疥，動風氣。小兒食之，多成瘕及嗽。大人久食，卒心痛，合乾笋食癱瘓。

鯸鮧魚，有毒，不可食。

石首魚，不堪鮮食。

章魚，冷而不泄。

狗魚，暖而不補。

河豚，又名胡夷魚，味珍。經云無毒，實有大毒，修治不如法，殺人。眼赤者害人。肝有大毒，中之立死。中其毒者，橄欖、蘆根汁解之。

鱸魚，不甚發病，然多食能發痃癖及瘡腫，不可與乳酪同食。

鰌鱔，不可合白犬肉、血食之。

鱔魚，時病起，食之復，過則霍亂。四月食之害神氣。腹下黃爲黃鱔。又有白鱔稍粗。二者皆動風氣，妊食之胎生疾。凡頭中無鰓，背有點，並殺人。

《茅亭客話》云：鱔、鱉不可殺，大者有毒，殺人。京師一郎官喜食鱔，一日過度，吐利大作，幾殆。信不可多也。

鱔魚肝，生惡瘡，勿以鹽炙。

烏賊魚久食主無子。

烏魚，水厭，焚修者忌之。

鰻鱺，雖有毒而治勞。昔陳通判女，病勞將死，父母以船送之江中，飄泊孤洲。漁人見而憐之，與之鰻鱺羹，漸有生意。越月，漁人送還陳府，女病已脱然矣。

鱟魚，多食發漱並瘡癬。小者謂之鬼鱟，害人。

魚鮓，若有頭髮在内，誤食殺人。

黄鱟魚，食後食荆芥殺人。

凡一切魚毒、魚油燈烟盲人眼。諸禽獸油亦然。無鱗惡荆芥，無鰓發癩，全鰓發癰。無腸膽食之，三年丈夫陰萎，女絶孕。頭有白色，如連珠至脊上者殺人。白目、白背、黑點、赤鱗，目合，並不可食。有角，食之發心驚。目赤者，作鱠成瘕，作鮓害人。共菜食，作蛔、蟯蟲。下痢者，食魚加劇，難治。

一切魚尾不益人，多有勾骨着人咽。魚子共猪肝食，不化成惡病。妊食乾魚，令子多疾。魚汁不可合鸕鷀肉食。魚鱠，瓜，忌同食。三月庚寅勿食魚。

鱉居水底，性甚冷毒，有勞氣及癥瘕人不宜食。肉主聚，甲主散。凡制鱉者，銼其甲，同煮熟，則去甲食之，庶幾性稍平。目陷者，赤足者，肉下有王字形者，三足者爲能，並能殺人。腹下有蛇盤紋者是蛇，須看之。合鷄子、兔肉、芥子、醤食之，損人。妊食之，令子項短。六甲日忌食黿鱉及鱗甲，害人心神。薄荷煮鱉曾殺人。合莧菜食，腹中生鱉。巢氏云：有主人共奴俱患鱉瘕，奴前死，剖腹得一白鱉仍活。有人乘白馬來，看馬尿落鱉上即縮頭，尋以馬尿灌之，化爲水。其主曰：吾將瘥矣。即服之，果瘥。

蟹未被霜者，甚有毒。云食水莨音建，人中之，不即療多死。背上有星點者，脚不全者，獨鰲者，獨目者，兩目相向者，足斑目赤者，並殺人。中其毒者，速以冬瓜汁，紫蘇湯或大黄汁灌之。妊娠食之令子横生。至八月蟹腸有真稻芒長寸許，向冬輸與海神，未輸芒，未可食。十二月勿食，以養神氣。

食蟹，即食紅柿及荆芥，動風。緣黄下有風蟲，去之不妨，與灰酒同食吐血。

海邊有彭蜞，擁出似彭蜎而大，似蟹而小，不可食。蔡謨初渡江，不識而食之，幾死。嘆曰：讀《爾雅》不熟，幾爲所誤。

蛙骨，熱食之小便淋，甚苦。妊食之令子壽夭。蛙之小者，亦令多小便閉，臍下酸疼。有至死者，冷水擂車前草飲之。

蝦，發風動氣，及瘡癬冷積之疾。無鬚者，煮而色白者，不可食，鮓内有者，大毒。以熱飯盛密器中作鮓，毒人至死。蝦鱠共猪肉食之，嘗惡心，多唾，損顔色。

螺，大寒，不可常食。螺蚌菜共食之，心痛，三日一發。蚌着甲之物，十二月勿食之。

蚶子，每食後以飯壓之，不爾令人口乾。

蛤蜊，服丹石人食之，腹中結痛。

淡菜，多食煩悶，目暗，微利即止。

蜆，多食發嗽，並冷氣消腎。

鯉，天行後不可食。

龜黑者，常啖蛇，不中食。其甲不可入藥，十一月食龜鱉，發水病。

蟲類　蜜，七月勿食生蜜，發霍亂。蜜瓶不可造鮓，鮓瓶不可盛蜜，及蜜煎損氣。

白花蛇，用之去頭尾，換酒浸三日，弃酒不用，火炙仍令去皮骨。此物毒甚，不可不防。

烏蛇生商洛，今蘄黄有之，皆不三棱。色黑如漆，性善，不嚙物，多在蘆叢嗅花氣，尾長能穿百錢者佳。市者僞以他蛇，烟熏貨之，不可不察。脊高，世謂劍脊烏梢。商州，有患大風，家人惡之，爲起茅屋。山中有烏蛇，墜酒罌，病人不知而飲，遂瘥。《史記》：隨隨有患者，食至胸即吐，作胃疾不愈，病者曰：素有大風，求蛇肉，風愈而患此疾。蓋蛇腹，腹上有蛇形也。

蛇頭不可以刀切斷，必回傷人，名蛇箭。

蛤蚧，其毒在眼，其功在尾，尾全爲佳。

水蛭，乾者冬月猪脂煎，令黄乃堪用，腹有子去之，此物極難死，火炙經年，得水猶活。

石蛭，頭尖，腹大，不可藥用。誤用，令人目中生烟不已，漸致枯損，不可不辨。有吴少師，得疾數月，肉瘦，食下咽，腹中如萬蟲攢刺且癢痛，皆以爲勞。張鋭取黄土，温酒調服，下馬蝗千餘。云：皆因去年出師飲澗水，似有物入口，經入喉，自得此疾，夫蟲入肝脾，勢須滋生，食時則聚丹田間，吮咂精血，飽則散處四散，久則殺人，不可不知。

蜈蚣，黄足者甚多，不堪用。鷄，殺過宿，收拾不密，此蟲必集其中，不再煮而食之，爲害非輕。

蠶沙，煮酒色清味美，能療疾。

蜘蛛，灰色大腹，遺尿着人，作瘡癬。

花蜘蛛，絲最毒，能系瘤，斷牛尾。人有小遺，不幸而着陰，纏而後已，切宜慎之。曾有斷其陰者。

蚯蚓，暑月履濕毒能中人。昔有中其毒者，腹大，夜聞蚓鳴，於身以鹽水浸之而愈。又張韶爲所咬，形如大風，眉鬚盡落，每蚓鳴，於身亦以此效，仍當飲鹽湯。

（《三元延壽參贊書》）

三　飲食調護

飲食消息　食爲命之基，不可斯須去之也。既乖節儉，或昧寒温，瘵癘之由自此始矣。既不能服餌丹霞，出納元氣，則於飲食、嗜慾、行住、坐卧間消息之，以此冀爲良藥，而日用不知其爲尚矣。

夫人當以飲食先吃暖物，後吃冷物爲妙。何者？以腎臟屬水，水性常冷，故以暖物先暖之。不問四時，常此消息彌佳。就中夏月偏宜暖之，爲伏陰在內耳。食不欲苦飽，苦飽即傷心，傷心即氣短、妨悶。

食了，先以手摩肚數十下，兼仰面呵氣二十下，甚消毒食；食了，不欲便睡卧，即令患肺氣，榮衛不通，血脉凝滞之使然也。肢節煩重，尤多嗜睡，百疾從此而生矣。食了，必須冲融少時，行三五十步，使食消化，心腑空懸乃可寢卧。寢卧之時不欲言語、歌嘯。五臟如鐘磬，不扣不發其聲，此將息之妙矣。夫飲食所以助氣，食飽氣不行。食了尤忌仰卧，多成氣痞兼

頭風。食不欲麤及速，速即損氣，麤即損脾，脾損即爲食勞。男子五勞，此爲一勞之數也。食飽不欲速步、走馬、登高、涉險，必傷內室。不欲夜食，日没之後脾當不磨，爲音響斷絶故也。脾好音樂，絲竹才聞脾磨，即《周禮》云樂以侑食。是以音響皆主於脾。若腹內稍冷，食即不消，兼亦損胃。胃損則翻，翻即不受穀氣，既不受穀氣，即多吐，吐即轉爲翻胃之疾。夜後不宜飽食肉麵生膾。夏月夜短，尤宜忌之。生鱠不可與乳酪同食，此等之物，夜後雖消，甚損脾胃，令人脾勞。向夜勿飽食煎餅，尤當大損風氣之人，偏不宜食。

食熱物後不以冷水漱口，食冷物後不以熱水漱口。冷熱相擊，是以多患牙齒疼痛、齒根宣露。凡吃炙肉，若乘熱食之多患風疳、蠶齒或黄黯，漸至缺落，亦令血脉不行。人若飽食後宜立小便，飢即存小便最爲妙，恐損膀胱故也。膩多之物甚不宜人，暗眼兼腸胃冷滑，尤多動風，若患風疳氣疾，故宜忌之。

五味稍薄，令人神爽，唯腎氣偏宜鹹物，兼消宿食。諸並不宜食，若偏多則隨其臟腑必有所損。是以鹹多傷筋，固不可嗜，甘傷胃，辛傷目，苦傷心。驚傷魂，憂傷神，思傷意，恣傷情，恨傷志。久視傷明，久聽傷聰，久行傷筋，久卧傷血，久勞傷骨，久立傷肢節，久語傷氣。

大渴不大飲，大飢不大飽，大樂不大憂，大勞不大息。欲大得不欲大失，是以怒傷正氣也。大勞力乏絶，大飢損臟腑，大飽腠理閉，大渴經脉蹶，兼氣不行，大醉神散越，大笑氣飛颺，大恐心恍惚，大熱氣不通，大寒血脉結，多睡，神魂離，大驚心不安，此皆爲損壽之候。

凡人常忌鷄猪自死，牛肉陳臭難消，鹹醋黏滑冷膩，生葱，大、小蒜，生香菜，不時之物，

瓜果、粉粥、冷淘等物，非養生攝理之道。

凡服藥餌之時，尤忌三般受氣不足之肉。肉者鷄、猪、無鱗魚。又忌三般受飛不足之菜。菜者，莙蓮、蒿巨、波薐，閉血觸故也。

夫人若不能常於行住坐卧及飲食嗜慾間消息之，縱服靈芝，日飲沆瀣，豈有補益乎？但助陽之藥固持盈滿，日久月深必獲大損，其何味哉，若吃肉菜，間有筋韌，勿嚥之。此難消之物，經時多爲癥癖，亦令脾勞。又不可於星月及神廟宫觀、名山大川、古壇神樹、墟墓之間飲食，况爲道家所禁，深宜戒之。

飲酒消息　酒應星宿，其來遠矣。智者飲之則智，愚人飲之則愚。消憂暢志，發怒宣言，皆由斯物。是以先王飲之以禮樂，賢人飲之以陶情性，常人飲之逞荒慾，唯酒無量之謂也。豢豕爲酒，非爲禍也。是以飲酒不欲過多兼頻。

大醉極傷心神，肝浮膽横，又復招風敗腎，毁筋腐骨莫過於酒，飽食之後尤宜忌之。

夫好酒人多患肺氣兼風，不爾則腰膝沉重或膀胱冷疼，課一般耳。

凡飲後不欲大吐，大吐則肝翻膽竭。肝是膽之腑，既竭則膽痿，膽痿則心怯，心怯則多驚悸，夜卧恍惚，尤多健忘，則心神漸散。覺損則服補心丸。

凡欲飲酒不欲速，速則衝破肺。肺爲五臟之華蓋，固不得損。損即多涕洟兼患肺氣、肺痿、咳嗽之疾。若患勞氣、風疳、五痔，人切須忌之。若患風人加之藥物浸酒，不令甚醉。飲酒後不欲得飲冷水、冷茶，多爲酒引入腎臟，爲停毒水，即須去之。多時必腰膝沉重，膀胱冷

疼兼患水腫、消渴、攣躄之疾，皆由斯起。

飲後不欲一向卧，須使人回轉，不爾浸損膀胱、腸胃，但看酒家屋易壞，此益明矣。

不問四時，常吃暖酒彌佳。若冬月但殺冷而已，不要苦熱，熱即傷心肺。凡是飲食皆不欲熱吃，非獨熱酒耳。

夏月炒黑豆，乘熱投酒中浸，候其色紫，微暖飲之，理氣無比。秋冬間，即量其自性冷熱所患，以藥物浸酒飲之，甚佳。今人多以蒲萄、麵麥爲之，是巧僞亂真，非其療病，固不可以諸物雜之。古人玄酒、大羹尚其質樸。

夫酒少吃即益，多吃即損。少即引氣導藥力，潤肌膚，益顔色，通榮衛，理氣禦霜，辟溫氣。

凡空腹，切不宜聞穢惡之物氣，及往疾病人家，但飲酒即辟邪毒。昔有三人，晨朝冒露而出，一人飽食，一人空心，一人飲酒。空心者卒，飽食者病，飲酒者健。酒至益人，過即損人，況酒爲腐腸之物，固不可濫觸。酒性至熱，大寒凝海，唯酒不凍。

凡造酒欲發，皆候風潮而動，則和合其陰陽造化之功也。所以飲多則冷，凡丈夫陽氣多弱，兼飲後恣游，或扇風取涼，固當虛損，後復爲酒引陰氣，結固下焦；又或未醒大渴，遂吃茶飲水，即爲酒引入腰膝，貯在膀胱，爲停毒水腫，結固下焦，若非名藥良醫不能行逐，是以多飲即冷耳。

常見人夏月於井中浸酒，冬月即以酥酪和飲之，此爲大害，必當入腰膝間爲冷症之疾。酥酪入酒發勞症，動痼疾，必不可遺。酒所以醉人，曲麯之故也。麯蘖氣消則皆爲水，當凝入腰膝間，無因更出。

飲酒不欲風里坐卧，袒肉，操扇，蓋緣毛孔悉開，不欲使風入，風入即令四肢不遂兼風，手足癱瘓等皆由斯得。凡甘餚美膳，乘凉飲冷，雖乃一時適意，久久皆爲患害。

（《混俗頤生録》）